# 儿科疾病治疗措施

秦艳萍 / 主编

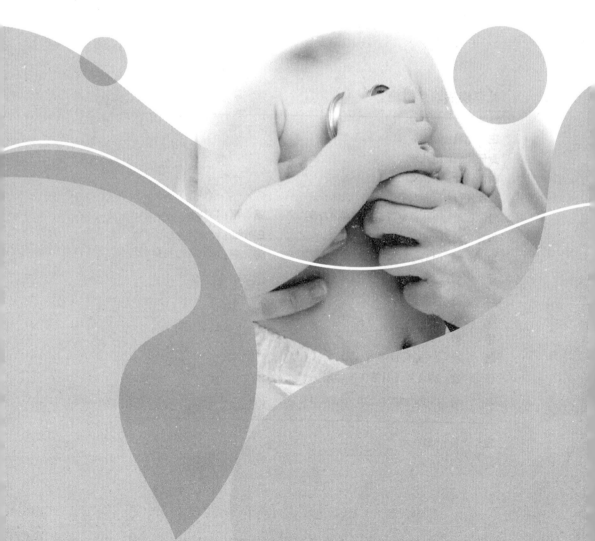

延吉·延边大学出版社

图书在版编目（CIP）数据

儿科疾病治疗措施 / 秦艳萍主编 . -- 延吉：
延边大学出版社 , 2023.11
ISBN 978-7-230-06000-4

Ⅰ . ①儿… Ⅱ . ①秦… Ⅲ . ①小儿疾病—诊疗 Ⅳ .
① R72

中国国家版本馆 CIP 数据核字 (2023) 第 228836 号

## 儿科疾病治疗措施

主　　编：秦艳萍
责任编辑：郑明昱
封面设计：文合文化
出版发行：延边大学出版社
社　　址：吉林省延吉市公园路 977 号　　　　邮　编：133002
网　　址：http://www.ydcbs.com　　　　　　E-mail：ydcbs@ydcbs.com
电　　话：0433-2732435　　　　　　　　　　传　真：0433-2732434
印　　刷：三河市嵩川印刷有限公司
开　　本：787 毫米 ×1092 毫米　　1/16
印　　张：14
字　　数：220 千字
版　　次：2023 年 11 月第 1 版
印　　次：2024 年 1 月第 1 次印刷
书　　号：ISBN 978-7-230-06000-4

定　　价：98.00 元

# 编委会

# 前　言

　　儿科学是研究胎儿至青少年时期生长发育、保健及疾病防治的一门综合性医学学科。儿童并非缩小的成人，而是处在不断发育之中的个体，不仅在解剖生理上有其独具特点，而且在发病年龄、病因、临床表现、评估方法、诊断、治疗等方面均与成年人有很大区别。

　　本书主要论述了新生儿科和普通儿科临床常见病、多发病的诊断和治疗方法，包括呼吸系统疾病、循环系统疾病、消化系统疾病、泌尿系统疾病、血液系统疾病，针对儿童常见感染性疾病也做了相关介绍。全书内容丰富，资料新颖，覆盖面广，实用性强，可供儿科住院医生、主治医生及医学院校本科生、研究生参考阅读。

　　书中如存在不足之处，望广大读者不吝指正。

编　者

2023 年 8 月

# 目　录

# 第一章　儿科病史和体格检查

## 第一节　儿科问诊

### 一、儿科问诊特点和注意事项

问诊是临床诊治的第一步，病史资料收集的完整性和准确性对疾病的诊断和处理有很大影响。问诊过程的两个基本要素是问诊内容和问诊技巧。问诊内容，是指询问者从与家长、陪伴者及患儿交谈中获取的有关疾病的全部资料；问诊技巧，是指询问者获取病史资料所采用的方式和方法。问诊技巧是否恰当直接影响问诊内容的准确性和完整性。儿科问诊基本形式与成人相似，但由于年龄特点，在问诊的具体内容及方法上都与成人有所不同，临床医师在儿科问诊过程中必须注意以下几点：

1. 问诊前先做自我介绍，然后可做简短的交谈，以消除家属及患儿的不安情绪。问诊过程中态度应和蔼、亲切，以获得家长和患儿的信任，和谐的医患关系是使问诊顺利进行的保证。

2. 儿科问诊的项目及内容较成人略多，因为儿童期涉及年龄、分娩情况、出生体重、喂养、生长发育及预防接种情况，甚至母亲妊娠期情况等诸多因素，它们对疾病的诊治有直接影响。新生儿期疾病更与母亲健康状况和产科因素密切相关。故问诊时应全面细致，避免遗漏。

3. 儿科病史大多由家长、抚养者或陪伴者代述，其可靠程度差异很大，对重要症状应注意引证核实。

4. 根据问诊项目顺序逐项有序进行，一个项目问完以后再开始下一项目，尽量避免反复在不同项目之间任意穿插。对重危抢救患者可不必拘泥于顺序，应首先问诊重要内容以便及时进行抢救，待病情稳定后再补充其他项目。

5. 注意提问方式，要用一般性问题开始提问，如"您的孩子哪里不舒服？"，让家长详细叙述疾病的发展经过；然后再针对某个症状展开，进行深入、特殊的提问，如"您孩子咳嗽时有没有痰？"这样可避免遗漏重要的信息。问诊中应避免使用医学专业术语，以免家长误解意思；同时还应避免诱导性、暗示性、诘难性提问，或用一连串问题同时提问。

6. 婴幼儿疾病常常可影响到多个系统，问诊时应做到突出重点、兼顾其他。

7. 问诊过程中应认真做好记录，问诊结束时可复述所采集的资料，以核对是否准确无误。对家长提出的问题应耐心给予解答。

## 二、问诊内容

儿科问诊内容包括一般资料、主诉、现病史、个人史、过去史、家族史和社会史七个部分。

### （一）一般资料

姓名、性别、年龄（具体到岁、月，新生儿应精确到天，甚至小时）、民族、出生地（省、市或县）、家长姓名、家庭详细地址（包括邮政编码和电话号码）、病史叙述者与患者的关系、病史可靠程度。

### （二）主诉

概括患者前来就诊的主要症状或体征及其发生的时间。问诊时先用通俗易懂的一般性问题提问，如"您的孩子哪里不舒服？"

### （三）现病史

详细记录患者目前的主要问题。

1. 起病情况和患病时间。

2．主要症状的特点，包括出现的部位、性质、发作的频率、持续时间、程度、缓解或加剧的因素。

3．可能的病因和诱因。

4．病情的发展、演变（按时间顺序记录，包括主要症状的发生、发展和出现的其他症状）。

5．伴随症状。

6．有临床意义的阴性症状。

7．治疗经过（药物名称、剂量和疗效）。

8．病后一般情况（精神、食欲、体重、睡眠和大小便等）。

## （四）个人史

1．患儿母亲的孕次、产次、流产史（包括自然流产和人工流产）：对新生儿患者应详细询问其母亲妊娠期情况，包括疾病、饮食、医疗保健情况、用药史、意外事故、X线照射、出血、羊水过多、高血压、蛋白尿、血尿、糖尿、血型等。

2．出生史和新生儿期情况：出生史应包括胎龄、产程、分娩方式、接生地点（指出生场所，家庭、医院或转运途中等）；分娩前后母亲用药情况（如镇静剂、麻醉剂）；新生儿出生情况（如 Apgar 评分、哭声、窒息和复苏情况）。新生儿期情况包括出生体重、身长、头围、产伤、畸形、呼吸困难、青紫、皮疹、黄疸、惊厥、出血、吸吮和喂养问题、第一次胎便和小便时间、住院时间、体重增减等。

3．喂养和营养询问：是母乳喂养还是人工喂养或混合喂养；添加维生素和辅食的种类和时间；平时食欲以及偏食情况；有无长期呕吐和腹泻等。

4．生长发育：①运动发育，何时会抬头、独坐、站立、行走。②语言发育，何时会叫"爸爸""妈妈"和说简单句子。③对人与社会环境的反应力，何时会笑，何时会控制大小便。④体重、身长的增长情况，乳牙萌出时间。⑤学龄儿童应询问其学习成绩，女性年长儿还应询问月经初潮年龄。

5. 习惯和行为：进食、睡眠、体格锻炼、牙齿的清洁护理等习惯，注意询问有无不良习惯或行为障碍。

### （五）过去史

1. 既往疾病：指感染性及非感染性疾病、传染病和其他与现病史有关的疾病。

2. 预防接种：应包括接种项目、接种年龄和反应。

3. 意外事故：外伤和手术情况。

4. 过敏史：如湿疹、荨麻疹、哮喘等，与药物、食物及环境等因素的关系。

### （六）家族史

1. 询问父母、兄弟姐妹和祖父母的年龄及健康情况。如有家族遗传病史，应画出完整的家族遗传谱系图。

2. 家族中是否有下列疾病发生：如结核病、病毒性肝炎、先天畸形、精神神经疾病、风湿热、过敏性疾病、出血性疾病、免疫缺陷病、肿瘤、癫痫、糖尿病等。

3. 家族中已死亡的小儿，要询问死亡的年龄和原因，包括死胎。

### （七）社会史

1. 父母婚姻状况、文化程度、职业和经济收入。

2. 环境卫生情况，病儿有无传染病的接触史（如保姆、邻居或亲戚）。

3. 当地流行病或地方病。

4. 健康保险或医疗费用来源。

## 第二节　儿科体格检查

儿科体格检查是儿科医师的基本功之一。学龄儿童及年长儿的体格检查与成人基本相似，但婴幼儿和新生儿的生理和解剖特点与成人差别较大，又不易取得合作，因此不论在内容、顺序及方法上都与成人体格检查有所不同，在临床工作中应予以重视。学龄前期小儿体格检查时小儿若合作，可按成人方法进行；小儿若不合作，则按婴幼儿方法进行。

## 一、注意事项

1. 检查前准备好器械，听诊器等物品应适用于受检对象，严格洗手。检查新生儿时应戴口罩，检查场地应光线明亮，温度适宜。检查者要态度和蔼，可准备一些小玩具，在检查开始前与患儿逗玩，以融洽医患关系，取得配合。

2. 检查时的体位根据年龄和病情而定，未成熟儿及新生儿可躺在暖箱内或红外线辐射保温床上，婴幼儿可由父母抱着或坐在膝盖上，年长儿可让其坐着或躺在诊察台上，而危重患者可直接在病床上进行检查。

3. 检查顺序可灵活掌握，不必完全按记录顺序进行。原则是尽量减少患者的体位变换，可先从望诊开始，观察患儿的一般情况，然后检查易受哭闹影响的项目，如心、肺听诊等。有刺激性的或易引起不适的项目，如眼、耳、鼻和口腔，特别是咽部应放在最后检查。而淋巴结、骨、关节等内容不受哭闹影响，随时均能检查。

4. 检查过程中应注意保暖，听诊器和手要预先温热，避免引起不适感，尽量不要隔衣裤进行检查，以免影响结果。但脱衣暴露身体时间不要太长，以免小儿受凉。对年长儿还应注意到他们的害羞心理，不要在人群前随意暴露他们的身体。

5. 要有爱伤意识，检查手法应尽量轻柔、迅速，对重危病儿要避免反复检查，以免加重病情。检查完毕应将检查器械随身带走并拉好床栏，防止患儿受伤。

## 二、婴幼儿体格检查项目和方法

### （一）一般情况

当小儿在随意情况下，即应观察其体位、站立姿势或步态、面部表情、眼神、对外界的反应、活动情况以及声音大小等，观察外貌并评估其精神、神志、发育、营养情况。

（二）一般测量

1．体温

将温度计从消毒液中取出擦干，温度计内的水银柱应在35℃标示下，测腋温时应擦干腋下皮肤，水银端置于小儿腋窝处，上臂夹紧，测量时间不应少于5分钟。也可测肛温，将肛温计轻柔、缓慢地插入小儿肛门中，深度为长度的1/2，测量时间3分钟。正常小儿体温腋表为36℃～37℃，肛表为36.5℃～37.5℃。

2．脉搏

触诊应在小儿安静、合作时进行，检查者将食指、中指和环指的指腹放在腕关节拇指侧的桡动脉上，压力大小以摸到搏动为宜，计数至少60秒。除计数脉搏频率外还应注意节律，如节律不规则，计数应延长至2分钟。小婴儿也可触诊颞动脉。

3．呼吸频率

在安静的情况下，计数30秒内胸壁或腹壁起伏的次数。

4．血压

测量血压时，无论取坐位还是卧位，右上臂与心脏均应在同一水平，手臂要放松。血压计袖带宽度应为上臂长的2/3，将袖带内空气排空，测压计显示为零后，将袖带缚于上臂，松紧度适宜，袖带下缘距肘窝2cm，听诊器胸件应放在肱动脉上。检查者向袖带内充气，待肱动脉搏动消失，再将汞柱升高约2kPa（15mmHg），然后放出袖带中的空气，使血压计汞柱以每秒0.4kPa（约3mmHg）的速度缓慢下降。出现第一个动脉音时的读数为收缩压，继续放气，动脉音渐强，然后突然减弱，最后消失，此时的读数即为舒张压。如动脉音减弱和消失之间的读数差值在2.6kPa（20mmHg）或以上，应同时记录2个读数。小婴儿血压可用简易的潮红法测量：患儿取仰卧位，将血压计袖带缚于前臂腕部，紧握袖带远端的手，使之发白，然后迅速充气到10kPa以上，移去局部握压，缓慢放气，当受压处皮肤由白转红时，血压计上读数为收缩压近似值。亦可用监听式超声多普勒诊断仪测量。血压不正常时，应测量双上臂血压，双上臂血压不相同或疑为心血管疾病时应测量双下肢血压。测量下肢血压时，受检者取俯卧位，袖带缚于腘窝上 3cm 处。

**5. 体重**

测量前排空大小便，脱去鞋帽和外衣，婴儿卧于磅秤秤盘中测量，小儿可用台秤。使用前均应校对体重计。如室温较低可连衣服一起称，再称衣服，总重量减去衣服重量即为小儿体重。

**6. 身长（高）**

3 岁以下的小儿用量床测量身长，受检者取卧位，头顶接触头板，检查者拉直小儿双膝部，两下肢伸直紧贴底板，移动脚板使之紧贴脚底，记录其量板数字。3 岁以上的小儿应测身高，受检者赤脚，取直立位，使两足后跟、臀部及两肩胛角均接触身长计立柱，足跟靠拢，足尖分开，两眼平视前方，测量者将滑板下移使之与颅顶点恰好接触，读取立柱上的标示数。

**7. 上、下部量**

受检小儿取卧位或立位，用软尺测量耻骨联合上缘至足底的垂直距离，为下部量；身长或身高减去下部量即为上部量。

**8. 头围**

用左手拇指将软尺零点固定于头部右侧齐眉弓上缘，软尺从头部右侧经枕骨粗隆最高处，紧贴皮肤，左右对称而回至零点进行读数。若为长发者，应在软尺经过处，将头发向上、下分开。

**9. 胸围**

3 岁以下取卧位或立位，3 岁以上取立位。检查者用左手拇指将软尺零点固定于右乳头下缘，右手拉软尺使其绕经后背（以两肩胛下角下缘为准），经左侧回至零点进行测量，取平静呼吸时的中间数。

**10. 腹围**

取卧位，测量婴儿时将软尺零点固定在剑突与脐连线中点，经同水平位绕背一周回至零点；儿童可平脐经水平位绕背一周进行读数。

11. 腹部皮下脂肪

用左手拇指和食指在腹部脐旁锁骨中线处捏起皮肤和皮下脂肪（捏前两指距3cm），用卡尺进行测量。小儿正常皮下脂肪厚度应在0.8cm以上。

12. 上臂围

周围取左上臂中点（系肩峰与尺骨鹰嘴连线中点）用软尺与肱骨垂直测量上臂周径，注意软尺只需紧贴皮肤，勿压迫皮下组织。

### （三）皮肤和皮下组织

在明亮的自然采光条件下，观察皮肤色泽，注意有无苍白、潮红、黄疸、发绀、皮疹、瘀斑、脱屑、色素沉着、毛发异常等。触摸皮肤弹性、湿润度、皮下脂肪充实度及末梢毛细血管充盈情况。为减少患者的体位变动，皮肤和皮下组织的检查应在检查头、颈、胸、腹和四肢时分别进行，记录时可集中在本项目下。

### （四）淋巴结

触摸全身浅表淋巴结，包括枕后、耳前、耳后、颈部（颌下、颏下、颈前、颈后）和锁骨上淋巴结，腋窝、腹股沟淋巴结。应注意大小、数目、硬度及活动度，有无压痛、红肿、瘘管、瘢痕，淋巴结之间及与皮肤之间有无粘连等。淋巴结的触诊也可在检查头、颈、胸、腹和四肢时分别进行，集中记录。

### （五）头部

1. 头颅

观察有无畸形，注意头发的密度、色泽和分布（如枕秃）。正确测量前囟的大小（应测量额、顶骨形成的菱形的对边中点连线），触诊颅缝，检查有无颅骨软化和颅骨缺损情况。出生时颅缝可稍分开或重叠，3～4个月时闭合。检查颅骨软化时，用手指加压于颞顶部或顶枕部的耳后上部，有乒乓球感时即为颅骨软化。出生时前囟为1.5～2cm，1～1.5岁时闭合。正常前囟表面平坦，如膨隆或凹陷均为异常。出生时后囟已闭合或很小，最迟在出生后 6～8 周内闭合。

2. 眼

观察有无眼距增宽、眼睑红肿、眼睑外翻、眼球突出、斜视、结膜充血、异常渗出、毕脱斑、巩膜黄染、角膜浑浊、溃疡和鼻泪管堵塞现象。观察婴幼儿眼球是否有震颤，能否随光或玩具转动，或以手指突然接近眼部观察是否有瞬目反射来粗测其视力。观察瞳孔大小、形状、是否对称，并检查直接及间接对光反射。

3. 耳

观察和触摸双侧耳郭、耳前后区，注意有无皮肤损伤、结节和先天畸形（如耳前瘘管、小耳、低耳位）等情况。轻压耳后乳突区，观察有无压痛。当向上牵拉耳郭或向内压耳屏时，婴幼儿如出现痛苦表情，此时应考虑有中耳炎的可能。观察双侧外耳道，注意皮肤有无异常和溢液。若怀疑为中耳炎者应做耳镜检查。病情需要时应做听力检查。

4. 鼻

观察鼻的外形，注意有无畸形、鼻翼扇动，有渗出物者应注意其性质。

5. 口腔

观察唇、颊黏膜、齿、牙龈和舌，正常小儿口唇红润而有光泽，注意有无苍白、发绀、口角糜烂、皲裂和唇裂。正常黏膜表面光滑，呈粉红色，注意有无充血、糜烂、溃疡、出血、麻疹黏膜斑和鹅口疮，注意腮腺导管口有无红肿。检查乳牙是否萌出、牙齿数目、牙列是否整齐、有无牙缺损或龋齿，以及修补情况；检查牙龈时，注意有无肿胀、出血和色素沉着。检查舌时，注意舌面、形态、运动对称性和有无溃疡等。检查口底和舌底部，用压舌板轻挑舌尖，观察有无异常舌系带或舌下囊肿。检查咽部时应有良好的光照条件，检查者一手固定小儿的头颅，另一手用拇指、食指和中指拿压舌板，小指尺侧固定于小儿一侧面颊，将压舌板伸入口内轻压舌根部，动作要准确迅速，利用吞咽反射暴露咽部的短暂时间，迅速观察软腭、悬雍垂、舌腭弓和咽后壁，注意有无充血、疱疹、滤泡、伪膜、溃疡，扁桃体有无肿大及渗出物，渗出物的性质，软腭是否对称。

## （六）颈部

观察颈部外形、皮肤及活动度，注意是否对称，有无肿块、畸形（如先天性斜颈、短颈和颈蹼等），观察有无皮损和颈活动受限。观察颈静脉是否充盈或怒张。婴儿由于颈部较短，脂肪丰富，颈静脉不易看到。如果明显可见即提示静脉压增高。检查颈肌张力，注意有无颈部强直、角弓反张或肌无力。触摸甲状腺有无肿大、气管位置是否居中。

## （七）胸部

### 1. 胸廓

观察胸部外形和对称性，正常情况下，婴儿胸部略呈桶状，前后径等于横径；随着年龄增长，横径渐增超过前后径。注意儿童期可能发生的畸形，如鸡胸、漏斗胸和肋膈沟（赫氏沟）等。触诊胸壁有无包块和压痛等。检查乳房和腋窝，注意有无乳晕增大和色素沉着以及乳房隆起和渗出物，腋毛的出现是性征发育的征象之一。

### 2. 心脏

（1）望诊：观察心前区有无隆起以及心尖搏动的部位、强度和是否弥散（搏动范围一般不超过 2～3cm），较胖的婴儿不易观察到心尖搏动。

（2）触诊：触摸心尖搏动位置，大多数婴儿的心尖搏动在左侧第 4 肋间隙乳线内，分别触诊胸骨左缘第 2、3、4 肋间隙以及各瓣膜区。如在胸骨左缘第 2 肋间隙触到收缩期震颤，提示肺动脉狭窄或动脉导管未闭；在胸骨左缘第 3、4、5 肋间隙触到收缩期震颤，提示室间隔缺损；二尖瓣区触到收缩期震颤提示二尖瓣关闭不全，触到舒张期震颤提示二尖瓣狭窄；三尖瓣区触到较强的搏动提示右心室肥厚。

（3）叩诊：叩诊相对浊音界，婴儿常采用直接叩诊法。左界：2 岁时，叩诊从第 4 肋间心尖搏动外 2cm 开始，由外向内叩诊；3 岁以上，叩诊从第 5 肋间心尖搏动外 2cm 开始，由外向内叩诊。右界：从肝浊音界上一肋间开始，由外向内叩诊，动作应较成人叩诊轻，否则心脏叩诊相对浊音界会较实际小。测量左界时以左乳线为标志，量出心左界距该线的内或外距离，测量右界时以右胸骨旁线为标志，量出右界距该线的距离。

（4）听诊：由于小儿心率较快，听诊者应仔细区分第一、二心音。小婴儿心尖区第一、二心音响度几乎相等，肺动脉瓣区第二音比主动脉瓣区第二音响（$P_2 > A_2$）。除了注意心音强弱外，还应注意节律，是否有期前收缩，其频度如何。由于婴儿以先天性心脏病为多见，因此听诊重点位置应在胸骨左缘；先用膜型胸件紧贴胸壁分别沿胸骨左缘听诊第2、3、4肋间隙，以及主动脉瓣区、二尖瓣区、三尖瓣区。如闻及杂音，应注意性质、响度、与心动周期的关系、是否广泛传导等，然后再用钟形胸件按同样顺序进行听诊。

3．肺脏

（1）望诊：观察胸廓活动度和对称性，注意呼吸频率、节律和呼吸方式。小儿以腹式呼吸为主。

（2）触诊：将双手分别对称放在胸壁两侧，当小儿啼哭或发音时，判断两侧语颤强度是否相等。

（3）叩诊：用直接叩诊法（即用 1～2 个手指直接叩击胸壁），从上到下、从外向里、双侧对称地叩诊双肺野。正常叩诊为清音，婴儿胸壁较薄，叩诊音相对较成人更明显，不要误认为是过清音。如出现浊音、实音和过清音为异常叩诊音。肩胛骨上叩诊无意义；左侧第3、4肋间处靠近心脏，叩诊音较右侧对称部位稍浊；右侧腋下部因受肝脏的影响，叩诊音稍浊；左腋前线下方有胃泡，叩诊时产生过清音，检查时应予注意。

（4）听诊：从上到下、从外向里，分别听诊前肺野和后肺野，注意双侧对比。由于婴儿胸壁薄，呼吸音较成人稍粗，几乎均为支气管肺泡呼吸音，甚至有时出现支气管呼吸音，不应视为异常。小儿哭闹时影响听诊，可在啼哭时深吸气末进行听诊。听诊应特别注意双侧肺底、腋下和肩胛间区，这些部分较容易听到湿啰音，有助于肺炎的早期诊断。

### （八）腹部

**1. 望诊**

观察腹部皮肤，注意腹部外形。正常婴儿卧位时，腹部较胸部高。注意有无胃肠蠕动波、脐部分泌物、腹壁静脉扩张。

**2. 触诊**

触诊腹部时，从左下腹开始，按逆时针方向，先浅后深地触诊全腹部。注意肝、脾大小及质地，有无包块；通过观察小儿面部表情判断有无压痛，注意检查麦氏点有无压痛和反跳痛。正常婴儿肝脏肋下可触及1～2cm，脾脏肋下偶可触及，质地柔软、表面光滑、边缘锐利。最后触诊双侧肾脏。婴儿哭闹时影响腹部触诊，因此可哺以母乳或吸吮安抚奶嘴使其保持安静。

**3. 叩诊**

从左下腹开始按逆时针方向叩诊全腹部，正常为鼓音。然后在右锁骨中线上叩诊肝脏上、下界，左剑突下叩诊肝脏浊音界。最后检查肝脏叩击痛。如疑有腹水，应检查移动性浊音。

**4. 听诊**

用膜式听诊器听诊肠鸣音至少1分钟，如未闻及肠鸣音，应听诊5分钟。注意频率（正常每分钟3～5次）、强度、音调。婴儿因肠壁较薄，有时可闻及活跃的肠鸣音。如疑有血管疾病，应用钟式听诊器听血管杂音，听诊主动脉杂音的位置在剑下与脐之间的中点。

### （九）脊柱和四肢

**1. 脊柱**

望诊：观察脊柱的形态，注意有无畸形，如脊柱前、后、侧凸和脑脊膜膨出。

触诊：从上到下触诊棘突有无压痛。

**2. 四肢**

望诊：分别观察上肢和下肢的对称性，注意畸形，如多指（趾）、手（足）蹼和小指弯曲、杵状指（趾）、O形腿、X形腿、踝内翻、踝外翻、肌肉外形（萎缩或假性肥大）、关节肿胀、皮疹、水肿等，指压胫前和脚背检查凹陷性水肿。

触诊：分别触诊肩、肘、腕、掌、髋、膝、踝、指（趾）关节有无压痛，同时检查上述各关节运动，检查四肢肌力及肌张力。如疑有血管疾病，应触诊股动脉、腘动脉和足背动脉。

### （十）外生殖器

充分暴露检查部位，观察外生殖器的发育情况，注意有无畸形、水肿、溃疡、损伤和感染的征象。观察阴毛是否出现，此为性征发育的证据之一。

### （十一）肛门、直肠

望诊肛门会阴区，注意有无出血、分泌物、红肿及直肠脱垂或外痔等。用左手拇指和食指轻轻分开臀沟，暴露整个肛门，观察有无瘘管和肛裂。必要时做直肠指诊，具体方法为：检查者戴好手套，在小指上涂以少量液体石蜡，将小指轻轻加压于肛门括约肌数秒钟，让其松弛后，轻轻地插入肛门，再以旋转动作渐向直肠深入，注意直肠有无结节、息肉，有无触痛，再以旋转方式退出肛门，观察指套上有无血液、脓液，有大便则送常规检查。

### （十二）神经系统

1. 浅反射

腹壁反射和提睾反射（4个月以下婴儿可为阴性）。

2. 深反射

肱二头肌反射和膝腱反射。

3. 病理反射

巴氏征（2岁以下小儿，该反射可为阳性，但如单侧阳性则有一定临床意义）。另外尚需检查脑膜刺激征：颈强直、布氏征、克氏征等，方法同成人体检。

由于小儿难以合作，神经系统检查一般仅作以上要求。如疑有神经系统疾病，应作全面详细的神经系统专科检查。

## 三、新生儿产房内体格检查内容和方法

新生儿出生后在产房内初次体格检查的重点是：① Apgar 评分。②是否存在先天畸形。③妊娠期或分娩时因临床需要用的一些药物对新生儿的影响程度。④是否存在感染或代谢性疾病的征象。具体内容为：

### （一）Apgar 评分

应在新生儿出生后 1 分钟进行，可判断新生儿有无窒息，以及时进行复苏处理，通常由产科医师或助产士进行评估。正常为 8～10 分，4～7 分为轻度窒息，0～3 分为重度窒息。1 分钟评分异常者，经复苏处理后，应过 5 分钟再评。

### （二）一般情况

首先观察呼吸（正常、浅表或不规则），是否有缺氧情况。皮肤是否有瘀点、皮疹、产伤、黄疸。

### （三）体重

正常出生体重为 2 500～4 000g。小于 2 500g 为低体重儿；小于 1 500g 为极低体重儿；大于 4 000g 为巨大儿。

### （四）头颅和五官

注意产瘤（头皮隆起、肿胀、柔软提示产瘤，见于头吸助产者），头颅血肿（肿胀不超过颅缝，通常在出生后第 2 天出现）；双眼位置是否正常、鼻孔有无堵塞、是否有唇裂或腭裂。

### （五）胸部

外形是否正常，有无吸气性凹陷。听诊呼吸音是否对称、气道是否通畅。

## （六）心血管系统

注意心率、心音是否规则、有无杂音，心尖搏动位置是否正常，股动脉搏动是否易触及。

## （七）腹部

观察腹部外形是否正常，有无腹胀或舟状腹；触诊肝脾大小，有无腹部肿块。

## （八）泌尿生殖系统

男性：检查两侧睾丸是否下降，有无尿道下裂，触摸腹股沟有无肿块。女性：有无处女膜鼓出（常提示闭锁）。

## （九）背部

注意脊柱有无畸形或缺损，肛门开口是否存在。

## （十）神经系统

注意是否处于觉醒状态、哭声是否响亮而婉转、四肢肌张力如何、四肢运动是否对称。检查重要的生理反射：拥抱反射、握持反射、觅食反射、吸吮反射等，检查是否有双侧巴氏征。

# 第二章 新生儿疾病

## 第一节 新生儿呼吸衰竭

新生儿呼吸衰竭是各种原因导致的中枢和（或）外周性呼吸功能障碍，致肺部通气和（或）换气功能障碍，造成机体缺氧和（或）二氧化碳潴留，是临床重要危重症之一，主要表现为呼吸困难，新生儿以急性呼吸衰竭多见。国内调查结果显示新生儿呼吸衰竭的发病率为19.6%。

### 一、病因

#### （一）气道梗阻

后鼻孔闭锁、鼻充血致鼻塞、Pierre-Robin综合征、声带麻痹、鼻咽肿块、喉蹼、会厌下狭窄、气管软化症、先天性大叶肺气肿。

#### （二）肺部疾病

常见的有肺透明膜病、湿肺、胎粪吸入综合征、肺炎等，肺不张、肺水肿、肺出血、支气管肺发育不良、Wilson-Mikity综合征等也可导致呼吸衰竭。

#### （三）肺扩张受限

气漏综合征、膈疝、食管裂孔疝、脓胸、乳糜胸、胸腔内肿瘤、明显腹胀、胸廓发育畸形。

### （四）心脏病

先天性心脏病、心肌炎、动脉导管未闭伴心力衰竭。

### （五）神经肌肉疾病

严重窒息、早产儿呼吸暂停、颅内出血、中枢神经系统感染、惊厥、中枢神经系统先天畸形、破伤风、膈神经麻痹、脊髓损伤、重症肌无力、药物（吗啡等）中毒等。

## 二、病理生理

### （一）通气功能障碍

肺通气量减少，导致 $PaO_2$ 降低，同时由于 $CO_2$ 排出减少，$PaCO_2$ 升高。多由于气道阻力增加或肺泡扩张受限制引起。

### （二）换气功能障碍

肺泡通气血流比值（V/Q）失调，肺内分流增加和弥散障碍均使换气过程发生严重障碍而导致呼吸衰竭。

单纯的通气或换气障碍少见，临床上需根据原发病的病理生理、临床表现、血气分析结果综合判断。$PaO_2$ 降低是低氧血症的指标，反映通气或换气障碍。$PaCO_2$ 是衡量肺泡通气的指标，通气不足，$PaCO_2$ 升高。另外，可使用肺泡－动脉氧分压差对呼吸衰竭进行评估，$A-aDO_2$ 升高说明低氧血症是由 V/Q 失调、心内或肺内分流或弥散不全引起，正常者则由单纯通气不足引起。新生儿由于存在轻度生理性分流，$A-aDO_2$ 一般为 25mmHg，较儿童及成人 15mmHg 高。

## 三、临床表现

### （一）呼吸窘迫表现

多表现为呼吸频率增快，吸气性凹陷、鼻翼扇动；低氧血症表现为青紫；呼气时将会厌关闭以增加呼气末正压，出现呼气性呻吟。中枢性呼吸衰竭的患儿呼吸窘迫症状不明显，临床上相对难以发现。多表现为呼吸减慢、呼吸暂停、呼吸表浅、呼吸不规则等。

### （二）重要脏器功能异常

呼吸衰竭时由于存在低氧血症和（或）高碳酸血症，可导致重要脏器功能损害，包括心功能不全、持续肺动脉高压、神经系统损害、水电解质失衡等。

### （三）原发疾病表现

引起呼吸衰竭的原发疾病表现，如早产儿患有呼吸窘迫综合征后早期出现呼吸窘迫；胎粪吸入综合征患儿存在羊水、胎粪污染；膈疝患儿表现舟状腹。

## 四、辅助检查

### （一）血气分析

血气分析是呼吸衰竭最重要的诊断方法。常以动脉血气测定值作为诊断参考。可表现为 $PaO_2$ 下降和（或）$PaCO_2$ 增高，伴呼吸性或代谢性酸中毒、混合性酸中毒等。

### （二）胸腹部 X 线

有助于确定导致呼吸衰竭的病因。

### （三）血清电解质测定

可以评价是否存在水电解质失衡。

### （四）肝肾功能检查

明确是否存在肝肾功能障碍。

### （五）超声心动图和心电图

对明确呼吸衰竭的病因有帮助，且可以评估心功能，判断是否存在持续肺动脉高压。

### 五、诊断和评估

#### （一）诊断

对新生儿呼吸衰竭的诊断应根据病因、临床表现及血气分析进行。但新生儿的临床表现常不典型，故应熟练掌握易于引起呼吸衰竭的疾病表现并予以密切观察，以早期发现。临床表现包括：三凹征、呻吟、中心性青紫、难治性呼吸暂停、呼吸表浅、节律不整或呼吸频率＞60次/分。实验室指标主要为血气指标：$PaCO_2 > 60mmHg$；在吸入100%氧时，$PaO_2 < 60mmHg$；患神经肌内疾病时其指标为，吸室内空气时$PaO_2 < 60mmHg$。

新生儿低氧血症可由呼吸衰竭引起，但也可由心力衰竭所致，所以单纯以低氧血症并不能判断新生儿是否需要呼吸支持。而高碳酸血症是相对较可靠的呼吸衰竭指标，当$PaCO_2$进行性增高（＞60mmHg）同时伴动脉血pH值下降（＜7.25）时，常是需要进行辅助通气的指征。

#### （二）全国新生儿学术会议拟订的新生儿呼吸衰竭诊断标准

1. 临床指标

①呼吸困难，在安静时呼吸频率超过60次/分或低于30次/分，出现呼吸节律改变，甚至呼吸暂停，三凹征明显，伴有呻吟。②青紫，除外周围性及其他原因引起的青紫。③神志改变，精神萎靡、反应差、肌张力低下。④循环改变，肢端凉、皮肤毛细血管充盈时间延长（足跟部＞4秒），心率＜100次/分。

2. 血气指标

①Ⅰ型呼吸衰竭，$PaO_2 < 50mmHg$。②Ⅱ型呼吸衰竭，$PaO_2 < 50mmHg$，$PaCO_2 > 50mmHg$。轻症：$PaCO_2$为50～70mmHg；重症：$PaCO_2 > 70mmHg$。

临床指标①、②为必备条件，③、④为参考条件。无条件进行血气分析检查时，若具备临床指标①、②项，可临床诊断为呼吸衰竭并给予治疗。

### （三）呼吸衰竭的评估

1. 临床评估

新生儿的呼吸代偿能力有限，故早期识别呼吸衰竭很重要。当怀疑存在呼吸衰竭时，应尽快评估患儿的呼吸状态，包括呼吸运动强弱、呼吸频率、是否存在青紫及上呼吸道梗阻。此外在低氧和高碳酸血症时，患儿常有意识状态的改变，如少哭、少动、嗜睡与激惹等。

当患儿出现明显的呼吸困难且影响到重要脏器的功能，尤其是出现呼吸暂停时，多提示为严重的呼吸衰竭。在处理已出现的呼吸衰竭伴低氧血症时，应立即纠正低氧血症，然后针对引起呼吸衰竭的原发病进行诊断和治疗。

2. 血气分析

在呼吸衰竭的评估中具有重要价值。$PaO_2$ 降低和急性期 $PaCO_2$ 的增高伴 pH 值降低是呼吸衰竭诊断的重要指标，可反映通气和氧合状态。但 $PaO_2$ 也受心脏右向左分流的影响，$PaCO_2$ 在慢性碱中毒时也可代偿性增加，而这些情况本身并非呼吸系统问题，因此单凭血气分析指标的异常不能诊断为呼吸衰竭。呼吸衰竭患儿在用氧情况下，应采用包含 $FiO_2$ 因素的评估指标，如 $A\text{-}aDO_2$。评估氧合状态时应同时考虑血氧分压与吸入氧浓度，此时采用 $A\text{-}aDO_2$ 能对呼吸衰竭的严重程度及变化作定量评估。$A\text{-}aDO_2 = （713mmHg \times FiO_2）- [(PaCO_2/0.8)+PaO_2]$，如弥散功能正常时，肺泡氧分压（$PAO_2$）与 $PaO_2$ 的差值很小（$< 10mmHg$），当肺部疾病严重而影响气体弥散或存在肺内或肺外分流时，$PAO_2$ 与 $PaO_2$ 差值增大，差值越大提示疾病越严重，可使用该指标进行动态评估。临床上也常用 $PaO_2/PAO_2$ 或 $PaO_2/FiO_2$ 作为呼吸衰竭严重程度的评估指标，其意义与 $A\text{-}aDO_2$ 类似，$PaO_2/PAO_2$ 或 $PaO_2/FiO_2$ 比值越小，提示肺部疾病越重。

动脉血气 $PaCO_2$ 水平直接反映了肺泡通气量的变化，一般不受 $FiO_2$ 的影响，$PaCO_2$ 显著增高往往是需要机械通气的指征。血 pH 值往往需要结合 $PaCO_2$ 水平进行分析，用于判断酸碱平衡紊乱类型。

### （四）呼吸衰竭的分类

临床常根据血气变化的特点分为低氧血症型（Ⅰ型）和低氧血症伴高碳酸血症型（Ⅱ型）二类；根据发病机制，也可将呼吸衰竭分为通气性和换气性两大类；根据发病部位的不同，又分为中枢性和周围性；根据病程经过分为急性和慢性。

## 六、治疗

呼吸衰竭的治疗目标是恢复正常的气体交换，同时尽可能减少并发症。

### （一）一般治疗

将患儿置于舒适的体位，对于重症呼吸衰竭需要呼吸支持者，采用俯卧位可能对通气及患儿的预后更为有利。胸部物理治疗如翻身、拍背、吸痰等，使气道保持通畅，减少呼吸道阻力和呼吸做功，也是呼吸衰竭的辅助治疗措施。营养支持、合理的液体平衡对原发病恢复、气道分泌物的排出有利。患儿应置于辐射保温床或保温箱内，保持周围环境温度在中等范围，使其氧耗最小并减少能量的消耗。

### （二）积极治疗原发病

有肺炎应积极控制感染，张力性气胸需立即穿刺排出气体，先天性畸形如膈疝等应及时手术治疗。新生儿呼吸窘迫综合征及时给予肺泡表面活性物质。对先天性心脏病心力衰竭伴肺水肿所致的呼吸功能不全采用正性肌力药物、限制液体入量和利尿等治疗。

### （三）维持水电解质及酸碱平衡

应予以适量的液体静滴，或微量泵注入。一般用10%葡萄糖液60～70mL/（kg·d）。每日总液量不应大于110mL/kg，用辐射床时可适量增加液量，但机械通气、用加温和湿化给氧者则应相应减少补液量以免发生肺水肿。如患儿迅速好转，应及时给予肠内营养。因反复抽血作血气检查，可致医源性贫血，应予以少量输血，以保持血细胞比容在 40% ～ 45% 以上。

单纯呼吸性酸碱失衡主要靠改善通气加以纠正。混合性酸中毒，在改善通气的调节下可适当用碱性药物，但宜用等张液体，速度不宜过快，以免造成颅内出血。

### （四）氧疗和呼吸支持

1. 吸氧

早期呼吸衰竭单纯低氧血症时可通过鼻导管、面罩给氧，氧流量 1 ～ 1.5L/min；头罩给氧氧流量 5 ～ 8L/min，氧浓度在 40% 左右较为适宜，要随时调节头罩密封程度和氧流量，避免罩内湿度和二氧化碳浓度过高。对于早产儿应注意控制 $FiO_2$ 和监测氧饱和度，避免发生高氧血症。应注意吸入氧的加温和湿化，以利呼吸道分泌物的稀释和排出，防止冷的、干燥气体刺激呼吸道黏膜，损害黏膜上皮细胞纤毛的活动。湿化器和管道应每日更换消毒，防止细菌生长。

2. CPAP 辅助通气

如经上述治疗，$PaO_2$ 仍低于 50mmHg 可给予 CPAP，压力为 4 ～ 6cmH_2O，$FiO_2$ 从 30% 开始，逐渐增加吸入氧浓度维持氧饱和度 87% ～ 95%。多数早产儿和足月儿对 CPAP 治疗有效。观察临床疗效，进行血气分析检查，如果呼吸衰竭进一步发展，或出现频繁呼吸暂停，则应进行气管插管和机械通气。

3. 机械通气

机械通气是治疗呼吸衰竭的重要方法。指征：在应用 CPAP 过程中出现下述情况之一者，①反复呼吸暂停。②氧浓度＞60%，压力已达 7cmH_2O 时，$PaO_2 \leqslant 50mmHg$，$PaCO_2 > 70mmHg$，开始多用常频机械通气，模式为 A/C（辅助/控制通气）或 PC（压力控制通气）模式，部分自主呼吸较好的患儿或肺部病变不严重的患儿，可用 SIMV（同步间歇正压通气）或 PS（压力支持通气）。

## （五）特殊的呼吸支持

对重症呼吸衰竭在常规呼吸支持无效的情况下，可以给予特殊的呼吸或生命支持技术。

1. 高频通气

平均气道压较常频机械通气增加 $1 \sim 2cmH_2O$，可以改善氧合，对高碳酸血症效果更好，心输出量并未受到影响，可以减少气漏综合征的发生。指征：①气漏综合征（肺间质性肺气肿、气胸）。②严重的 V/Q 比例失调。③严重呼吸衰竭，PIP 接近 $25 \sim 30cmH_2O$。④ PPHN 需要 iNO。⑤胎粪吸入综合征、肺发育不良等。

2. 一氧化氮（NO）吸入

吸入 NO 可以选择性扩张肺血管，V/Q 改善，增加氧合。

3. 体外膜肺

作为体外生命支持技术可降低呼吸衰竭死亡率。适应证为：①原发疾病可以治愈的患儿。②体重 > 2.0 公斤和孕周 > 34 周的新生儿。

## （六）肺泡表面活性物质

呼吸衰竭常导致肺泡表面活性物质的生成减少或灭活过快，也常合并急性呼吸窘迫综合征，给予表面活性物质治疗可以缓解病情。主张早期给予，剂量 200mg/kg，根据情况可重复 $1 \sim 2$ 次。

## （七）控制感染

对于感染导致的呼吸衰竭应选择适当的抗生素治疗。气管插管时间较长者常合并呼吸肌相关肺炎，根据细菌培养结果及药物敏感试验选择有效抗生素治疗。

# 第二节　新生儿脓血症

新生儿脓血症是指因细菌、真菌或病毒感染引起的全身炎症反应综合征（SIRS）或（和）多器官功能衰竭（MSOF）。新生儿败血症指新生儿期细菌或真菌侵入血液循环并在其中生长繁殖、产生毒素、引起的全身感染。新生儿因免疫功能低下，各器官系统发育未成熟，容易发生感染性疾病。同时，自 20 世纪 70 年代新生儿重症监护室（NICU）建立以来，随着围产医学的迅速发展及各种生命支持技术的临床应用，危重新生儿尤其是早产儿的存活率明显提高。NICU 内各种治疗性干预措施的广泛应用及患儿住院时间的相应延长，使得本身就存在相对免疫功能缺陷的新生儿处于发生医院内感染的高危状态之中，医院内感染仍然是目前全球 NICU 面临的重要问题。感染是引起新生儿死亡的重要原因之一，在发展中国家每年因感染导致约 1 600 000 名新生儿死亡；已有研究显示严重感染与早产儿脑室周围白质软化发生有关，可导致神经系统后遗症，影响患儿的远期预后；此外，院内感染可引起暴发流行，给医院及患儿家庭造成不良影响，导致严重后果。新生儿脓血症按起病时间分为早发型和晚发型，细菌、真菌是引起新生儿脓血症的常见病原。

## 一、病因

新生儿早发型脓毒症（EOS）发生于生后 0 ～ 7 天，发生率约 1/1 000 ～ 4/1 000 个活产儿，出生体重小于 1 500 克的早产儿 EOS 发生率是正常出生体重新生儿的 10 倍。EOS 危险因素有：母亲产前（产时）发热、绒毛膜羊膜炎、胎膜早破（＞ 18 小时）、早产和低出生体重。

新生儿晚发型脓毒症（LOS）定义为发生于出生后 8 ～ 90 天的感染，分两类：正常足月儿社区感染及早产儿在医院内发生的感染。后者为医院内感染，NICU 患儿发生 LOS 的危险因素包括：留置中心动静脉导管、机械通气、延迟肠道喂养、外科手术、早产儿并发症（动脉导管开放、坏死性小肠结肠炎、支气管肺发育不良等）。引起 LOS 的细菌为 NICU 获得。

NICU 大多数 LOS 发生于 VLBW 早产儿，美国 NICHD 新生儿研究协作网 1998—2000 年资料显示：出生 3 天后，21% 的 VLBW 早产儿至少发生一次血培养证实的败血症，感染患儿的死亡率为 17% ～ 18%，非感染患儿死亡率为7%，革兰阴性菌感染者死亡率为40%，真菌感染死亡率为30%。

## 二、病原学

引起EOS常见的细菌有：B族链球菌（GBS）、革兰阴性肠杆菌属（包括大肠埃希氏菌，脆弱拟杆菌，肠杆菌科）、李斯特假单胞菌和柠檬酸细菌属。发达国家由于采取产前预防措施，GBS感染发生率降低，但其他细菌引起的EOS在足月儿发生率无变化，在出生体重小于1500g的早产儿，非-GBS细菌感染引起的EOS发生率上升。葡萄球菌和肠球菌也可引起EOS，但多见于医院内感染，真菌引起的EOS主要见于早产儿。革兰阴性菌，尤其是流感嗜血杆菌和克雷伯菌是一些亚洲和南美国家的主要病原菌。

在正常足月儿发生的LOS多由GBS、革兰阴性菌如大肠杆菌、肺炎克雷伯菌等引起，NICU早产儿或住院新生儿医院内感染细菌包括革兰阴性菌（如大肠杆菌、肺炎克雷伯菌、绿脓杆菌等）、革兰阳性菌（如凝固酶阴性葡萄球菌、金黄色葡萄球菌、粪肠球菌）及真菌，近年来，真菌已成为NICU发生感染的重要病原菌，NICU医院感染病原中真菌占10%～15%，念珠菌（包括白念珠菌和非白念珠菌）感染占新生儿侵袭性真菌感染的90%～95%。引起较大婴儿菌血症的细菌如肺炎链球菌、脑膜炎奈瑟氏球菌在新生儿很少见。

由于各种侵袭性诊疗措施在NICU的应用，国外发达国家近50%的LOS由凝固酶阴性的葡萄球菌（CONS）引起。发展中国家NICU发生的LOS以革兰阴性菌为主，近年来，革兰阳性菌和真菌感染有增多趋势。

## 三、临床表现

EOS可表现为无临床表现的菌血症、全身感染、肺炎和（或）脑膜炎。呼吸窘迫是最常见的表现，严重感染患儿可发生持续肺动脉高压（PPHN）。其他非特异性体征包括激惹、嗜睡、体温不稳定、循环灌注差、低血压。严重者可出现感染性休克、DIC，表现瘀点、瘀斑。胃肠道表现有食欲缺乏、呕吐、肠梗阻。中枢神经系统感染可表现惊厥、呼吸暂停。

LOS 临床表现多样，可有体温改变，足月儿常有发热，早产儿可表现体温不稳定或低体温。早期表现有嗜睡、呼吸暂停次数增加或出现严重呼吸暂停、喂养不耐受和（或）对呼吸支持的需求增加，这些表现为非特异性，因此临床上应进行鉴别。重者表现全身严重感染，休克、DIC，部分患儿可发生骨关节化脓性炎症或深部脓肿。

## 四、辅助检查

### （一）血常规及分类

血常规可见白细胞升高且以未成熟粒细胞为主，或白细胞降低（$< 5 \times 10^9/L$），中性粒细胞绝对计数 $< 1\ 500$。但最初血常规和分类可正常，12 ～ 24 小时后复查有助于诊断。较严重的患儿可出现血小板减少及弥漫性血管内凝血（DIC）表现。

### （二）C 反应蛋白（CRP）

炎症发生 6 ～ 8 小时后可升高，炎症控制后迅速降低，可用于指导治疗，其阴性预测价值较高。

### （三）血清降钙素原（PCT）

细菌感染时升高，反应较 CRP 早，较 CRP 和血常规的敏感性及特异性高，使用有效抗生素治疗后很快下降。

### （四）病原学检查

1. 血培养
血培养是诊断的"金标准"，在使用抗生素前进行。

2. 脑脊液检查
临床高度怀疑脓血症的患儿，如病情较稳定，应在使用抗生素前进行腰穿检查；如患儿临床情况不稳定，可先使用抗生素待患儿病情稳定后进行腰穿检查，或在培养及临床证实为败血症后进行腰穿检查。

3．其他无菌体腔液

新生儿常见尿路感染，可在严格无菌操作下进行导尿或进行耻骨上膀胱穿刺留取尿液进行细菌培养。

4．G 试验

G 试验即（1，3）-β-D-葡聚糖检测，可用于深部真菌感染和真菌血症的诊断，除接合菌和隐球菌外，多种侵袭性真菌感染都可能阳性，可用于血液、脑脊液的检测，但多种因素可引起假阳性，体液中的蛋白酶可干扰检测结果，输注白蛋白或球蛋白后可出现假阳性，在评价结果时应注意。

5．病毒检测

夏秋季应注意肠道病毒检测，冬春季节应检查气管内分泌物以明确有无呼吸道合胞病毒、副流感病毒等感染。

## （五）其他

可表现为高血糖、代谢性酸中毒。

## （六）胸片

伴呼吸系统表现的患儿应进行胸部 X 线检查。

# 五、治疗

## （一）抗生素

临床考虑脓血症时最初的抗生素选择常较困难。新生儿 EOS 病原菌流行病学随年代变迁，国外发达国家选择青霉素和氨基糖苷类以覆盖引起 EOS 的革兰阳性和阴性菌，但发展中国家主要使用青霉素和第三代头孢菌素。晚发型感染则要根据不同地区和单位引起 LOS 的病原菌流行病学资料选择抗生素，待细菌培养和药物敏感试验结果后再调整抗生素。此外，随着抗生素的普遍应用，新生儿晚发脓血症的病原也发生变迁，发生真菌、厌氧菌、病毒等感染。由于耐药菌 [ 如耐甲氧西林的金黄色葡萄球菌（MRSA）和多重耐药的革兰阴性菌）感染，针对新生儿晚发型脓血症，临床更倾向于使用广谱抗生素治疗，在 MRSA 感染较多的单位，晚发脓血症常选择万古霉素，真菌感染发生率较多的单位则可能同时选择抗真菌治疗。对血培养阳性的脓血症，可根据药物敏感试验选择窄谱抗生素治疗。目前尚无前瞻性研究显示可以利用感染生物学指标指导临床使用抗生素的疗程。抗生素使用疗程主要根据感染病原菌、病原菌清除的时间和是否合并中枢神经系统感染而定，因此一旦培养阳性，经治疗后需要及时复查血培养，脓血症疗程为 10～14 天（疗程从第一次培养阴性且证实细菌对抗生素敏感开始计算），留置中心静脉的患儿需要治疗的时间较长，合并中枢神经感染者至少需要在培养阴性后治疗 2～3 周。

最近的研究关注中心动静脉导管留置的问题，在血培养证实的 LOS 需要拔除导管，研究已证实如在培养阳性时即刻拔除导管则感染的并发症较少，尤其是发生金黄色葡萄球菌、革兰阴性菌及真菌感染。

由于多重耐药菌产生，其引起新生儿脓血症治疗是目前面临的重要挑战。包括耐甲氧西林的金黄色葡萄球菌（MRSA），耐万古霉素的肠球菌（VER）、产超广谱 β 内酰胺酶的革兰阴性菌，如肺炎克雷伯菌、大肠杆菌。这些细菌感染是目前 NICU 面临的重要问题。

### （二）对症支持治疗

包括呼吸支持（吸氧、机械通气、使用肺表面活性物质）、循环支持（扩容和血管活性药物，PPHN 治疗）、纠正酸中毒、抗惊厥等。

由于脓血症常合并感染性休克，是导致死亡的重要因素，因此需要积极治疗感染性休克。虽然在成年人及年长儿童已有关于感染性休克的治疗方案，但在新生儿这一特殊人群，尚未建立休克治疗的方案。新生儿从宫内到宫外的过渡时期及新生儿出生后早期，尚缺乏血流动力学参数的正常值，且由于新生儿心血管系统、内分泌系统等尚未发育成熟，对感染不能产生适当的应激反应，常需要使用升压药物、血管活性药物、钙和激素等药物治疗。此外，过于积极的液体复苏可能明显地增加动脉导管再开放的危险，使组织器官的灌注进一步减少。然而，在感染性休克治疗中液体复苏、使用升压药物、钙剂、激素等药物等综合措施对维持适当的组织灌注具有重要作用。

感染性休克的临床表现可从尿量、血压、心率、皮肤颜色、毛细血管再充盈时间等方面进行评估，但对于新生儿这一特殊患者人群，血压与组织灌注无相关性，皮肤颜色、毛细血管再充盈时间与组织灌注无明显相关性。在新生儿可通过某些生化指标反映组织灌注状态，如代谢性酸中毒、碱剩余、血清乳酸等可作为评价组织灌注的生物学指标。新生儿感染性休克时，进行复苏的"目标"为维持上述实验室指标正常及尿量。复苏的第一步是扩容，需要注意大多数新生儿在发生低血压时循环血容量正常，在从胎儿到宫外循环的转换过程中，研究显示：过多的容量复苏与患儿发生支气管肺发育不良、脑室内出血和动脉导管再开放或持续开放有关。因此，在新生儿感染性休克进行液体复苏时，与成年人或年长儿童在短时间内使用大剂量液体复苏不同，可考虑按每次10 ～ 20mL/kg 逐渐增加剂量静脉输注，此外可考虑早期使用升血压药物。最常用的血管活性药物包括多巴胺、多巴酚丁胺、肾上腺素，米力龙是常用的磷酸二酯酶抑制剂。近年来有研究报道，在经过液体复苏和使用常规血管活性药物后无效的难治性休克新生儿应用去甲肾上腺素可改善组织灌注，且安全。目前的新生儿指南中仍然倾向于首选多巴胺作为升压药，使用多巴胺无效的难治性休克的患儿可考虑使用肾上腺素。最近研究显示，在对升压药治疗无效的难治性新生儿休克可使用激素替代治疗，检测血清激素水平有助于发现新生儿肾上腺功能不全，这些患儿可使用激素治疗，对氢化可的松的治疗反应通常很迅速（数分钟到数小时），仅需提供应激水平的激素剂量，泼尼松龙1毫克/（千克·次），每6 小时一次。对难治性新生儿休克患儿可考虑使用体外膜肺进行呼吸循环支持。

### （三）免疫调节

20 世纪 80 年代以来针对早产儿免疫功能低下进行了很多有关免疫

调节治疗的研究，如交换输血、粒细胞输注、静脉注射用免疫球蛋白（IVIG）以及粒细胞集落刺激因子的应用等。在严重感染患儿（主要是革兰阴性杆菌感染），交换输血、粒细胞输注可提高存活率，但有明显的危险性，如移植物抗宿主反应，感染 CMV、HIV 及乙型肝炎等，因此不用于治疗新生儿感染。临床上在严重感染时可使用单剂 IVIG，早产儿 750mg/kg，足月儿 1g/kg。但临床研究结果未显示使用 IVIG 可降低新生儿脓血症死亡率，未能降低早产儿疾病发生率和脓血症死亡率；目前尚需要进行设计合理的随机、双盲、安慰剂对照研究以探讨多克隆 IVIG 在新生儿脓血症中的治疗作用。此外，使用单克隆 IVIG 针对特殊病原菌的抗感染作用也在研究中，但目前仅有针对葡萄球菌感染的单克隆抗体在临床有较多研究。研究结果已显示其安全性，但未明显改善患儿预后。

目前尚无足够证据显示粒细胞集落刺激因子可降低新生儿严重感染死亡率。

## 六、预防

由于新生儿脓血症可导致明显的并发症和后遗症，死亡率高，早产儿严重感染可导致神经系统后遗症发生，因此预防感染尤其重要。早发型感染的预防包括两个方面：第一，主要针对母亲产前和分娩时高危因素，对胎儿感染进行预防；第二，出生后根据发生早发型感染的危险因素，对新生儿进行预防。足月新生儿如无发生感染的危险因素，不需要进行预防。对发生早发型感染的足月儿进行预防的策略尚未达成共识。国外发达国家对 GBS 引起的早发型感染已有预防指南，经过近 20 年的干预，GBS 引起的早发型脓血症发生率已明显降低，引起 EOS 的病原菌已发生变迁，革兰阴性菌（尤其是大肠杆菌）感染增多，因此预防策略中已增加对革兰阴性菌的预抗生素，如氨基糖苷类和第三代头孢菌素（如头孢噻肟）。

随着危重新生儿救治水平的提高，新生儿晚发型脓血症的预防是目前面临的重要问题。预防细菌的定植和感染需要有足够的病房空间和医务人员，同时大量的研究已显示：采取综合的预防措施，如"集束化"管理，可明显降低新生儿医院感染发生率。这些综合措施包括：手卫生、穿隔离衣和戴手套、对侵袭性诊疗装置（如呼吸机、中心静脉导管）的严格管理、对仪器设备的严格消毒、感染流行病学监控等。但目前研究证据均不支持在使用呼吸机和中心静脉的患儿使用抗生素预防感染。

## 第三节　新生儿急性肾衰竭

新生儿急性肾衰竭（ARF）是由各种原因引起的急性肾损伤而导致肾脏生理功能急剧下降甚至丧失，表现为少尿或无尿，水、电解质和酸碱平衡紊乱，血浆中经肾脏排泄的代谢产物（尿素、肌酐等）浓度升高的一种临床危重症。发生率约为23%，其中肾前性因素引起的急性肾衰竭占73%。急性肾损害在新生儿期较常见，与新生儿死亡和远期发生慢性肾脏疾病有关。随着研究进展，目前对新生儿急性肾损伤的定义和疾病严重程度的评价有了新的认识，主张使用根据血清肌酐水平对新生儿AKI进行分类的定义，以指导临床早期防治新生儿ARF。新生儿AKI分四期，0期：血清肌酐（SCr）正常或＜0.3mg/dL；1期：血清肌酐升高≥0.3mg/dL，或较前几次肌酐最低值增加150%～200%；2期：较前几次肌酐最低值增加200%～300%；3期：较前几次肌酐最低值增加300%以上，或达到2.5mg/dL或需要透析治疗。新生儿常发生非少尿性肾衰竭，因此在新生儿AKI，少尿是非敏感性指标。此外，出生后早期新生儿SCr反映母亲SCr水平，随后下降，因胎龄不同，下降的速度有差异，因此很难使用SCr判断是否发生AKI。如按诊断编码进行诊断，有研究显示：在66 526例孕周小于30周的早产儿仅有1.9%发生肾功能不全，1.9%发生肾衰竭，但如按SCr标准，有15.1%的患儿SCr达到1.3mg/dL，2.5%的患儿SCr达到≥2.0mg/dL。

## 一、病因

### （一）肾前性

是新生儿 ARF 最常见的病因，主要因各种病因导致肾血流灌注不足，包括：窒息缺氧、呼吸衰竭、循环衰竭、低血压、严重脱水、严重感染、大量失血、低体温等。此外，使用大剂量血管收缩药物可使肾血管收缩，血流量降低。

### （二）肾性

包括原发性或继发性肾脏疾病，如严重缺氧缺血、感染、肾毒性药物引起的肾损伤、各种先天性肾脏发育异常、肾血管病变等。

### （三）肾后性

主要为泌尿系统梗阻引起。

## 二、病理生理

新生儿正常尿量为 $1 \sim 3mL/（kg \cdot h）$，正常新生儿肾脏浓缩功能较差，肾衰竭可导致容量负荷增大、高钾血症、代谢性酸中毒、高磷血症、低钙血症。新生儿急性肾衰竭分三种类型：①肾前性，因肾脏血流量减少、灌注不足引起，是新生儿急性肾衰竭最常见的类型，如未及时治疗可引起肾脏损害，病因包括，脱水（如喂养量不足、放置于辐射保暖台引起的不显性失水增加等），围生期窒息，低血压（如感染性休克、出血性休克、充血性心功能衰竭引起的心源性休克）。②肾性，如肾脏组织灌注不足持续存在，可引起急性肾小管坏死，从而导致肾性肾功能不全。其他原因包括使用肾毒性药物（如氨基糖苷类药物）、先天畸形（如肾发育不良、多囊肾等）、弥漫性血管内凝血（DIC）、肾静脉或肾动脉血栓形成等。③肾后性，因尿道阻塞所致，包括双侧肾盂输尿管加入阻塞、双侧输尿管膀胱连接处阻塞、后尿道瓣膜、肿瘤压迫等，男性最常见的疾病为后尿道瓣膜。

上述病因引起肾小球滤过率降低，肾脏组织细胞代谢紊乱，肾小管滤液回漏和重吸收障碍，导致肾衰竭。此外，感染、免疫、炎症反应也参与发病机制。

### 三、临床表现

新生儿 ARF 缺乏典型临床表现，如存在引起肾损伤的病因，需要密切监测肾功能。

#### （一）少尿或无尿

所有新生儿应在出生 48 小时内排尿。大多数新生儿 ARF 有少尿或无尿，尿量 < 1mL/kg 为少尿，< 0.5mL/kg 为无尿，少尿持续时间不等，持续 3 天以上为危重症。近年来有报道新生儿 ARF 可为非少尿型，其预后较少尿型好。

#### （二）水潴留表现

体重增加，全身水肿，出现胸水、腹水，严重者出现肺水肿、心功能不全等。

#### （三）解质酸碱平衡紊乱

高钾血症，代谢性酸中毒、低钠血症、低钙血症。

### 四、诊断

#### （一）临床表现

见上述描述。

#### （二）体格检查

除上述临床表现，可有原发疾病的表现：①腹部包块，提示膀胱过度充盈、多囊肾或肾积水。②Potter 综合征，合并肾发育不全。③脊髓脊膜膨出，合并神经源性膀胱。④肺发育不良，因尿量不足引起羊水过少，从而影响肺发育。⑤尿性腹水，见于后尿道瓣膜患儿。

⑥ Prune-Belly 综合征，又称 Triad 综合征、Eagle-Barrett 综合征、杏梅腹（梅干腹）综合征，常指腹肌缺损、隐睾，常伴泌尿系统畸形。

### （三）家族史

常有泌尿系统疾病家族史，羊水少，常与泌尿道梗阻或严重肾发育不良或不发育有关。

### （四）放置导尿管

明确尿量，放置导尿管后如果即刻排大量尿液提示为阻塞性（如后尿道瓣膜）或神经源性膀胱。

### （五）实验室检查

①血清肌酐和尿素氮：尿素氮＞ 15 ～ 20mg/kg 提示脱水或肾脏灌注不足；新生儿出生后第一天肌酐正常值 0.8 ～ 1.0mg/dL，生后第三天为 0.7 ～ 0.8mg/dL，生后一周应小于 0.6mg/dL。除了低出生体重儿（正常水平为＜ 1.6mg/dL），新生儿血清肌酐值超过上述水平提示存在肾脏疾病。②尿液检查：尿渗透压、尿钠、尿液 / 血浆肌酐比值，但如使用利尿剂，这些指标的意义有限。③血常规：如存在脓血症或血栓形成，则表现血小板降低。④血清电解质：高钾血症、低钠血症、低钙血症。⑤尿液分析：可有血尿（见于肾静脉血栓形成或 DIC）、脓尿（感染）。⑥血气分析：代谢性酸中毒。

如患儿无容量负荷增加或充血性心功能不全，为除外肾前性因素，可考虑给予液体进行诊断性治疗，在 1 小时内给予生理盐水静脉输注，每次 5 ～ 10mL/kg，必要时可重复一次。如无效，可给利尿剂速尿 1mg/kg。如仍然无效，则需要进行超声检查明确是否存在梗阻性病变。如无梗阻病变，而患儿对上述处理无效，则引起无尿或少尿的原因为肾性。可使用小剂量多巴胺 [2.5μg/（kg·min）] 改善肾脏血流。

（六）影像学检查

①B超：明确是否存在肾积水、输尿管扩张、腹部肿块、膀胱过度充盈或肾静脉血栓。②X线：明确是否存在脊柱裂、骶骨缺如，可引起神经源性膀胱。

## 五、治疗

治疗原则为去除病因，维持水、电解质和酸碱平衡，减轻肾脏负担。

### （一）一般治疗

包括祛除病因和对症治疗，密切监测血压、血清电解质、出入液体量，纠正低氧血症、休克、低体温并防治感染。

### （二）纠正电解质紊乱

密切监测血清电解质。急性肾衰竭的新生儿不应经静脉补充钾，因其可发生致命的高钾血症，而应积极治疗高钾血症，如血钾＞6mEq/L，给予治疗，①钙剂：10%葡萄糖酸钙1～2mL/kg，进行心电监护。②碳酸氢钠：1mEq/kg在5～10分钟静脉给药。③葡萄糖和胰岛素：同时静脉注射正规胰岛素0.05单位/千克和10%的葡萄糖2mL/kg，然后持续输注10%的葡萄糖2～4mL/（kg·h）和正规胰岛素（10单位/100毫升）1mL/（kg·h），胰岛素和葡萄糖比例为1～2单位胰岛素，4g葡萄糖，密切监测血糖。常因自由水过多发生低钠血症，在使用利尿剂和透析时需要密切监测。常同时发生高磷和低钙血症，可使用口服葡萄糖酸钙结合磷，降低血清磷水平。血清钙＜8mmol/L时，静脉补充10%的葡萄糖酸钙1mL/kg，随访离子钙水平。

（1）纠正酸中毒：pH＜7.25或血清碳酸氢盐＜15mmol/L时，给予5%碳酸氢钠纠正。

（2）控制液体量：液体入量＝不显性失水＋前一日尿量＋胃肠道失水量＋引流量－内生水，不显性失水量早产儿50～70mL/（kg·d），足月儿30mL/（kg·d）。

（3）限制蛋白质摄入：＜2g/（kg·d），提高足够的非蛋白热量。

## （三）腹膜透析

高钾血症不能控制或无尿时，如患儿原发疾病可治愈或待患儿年龄增长后可经肾移植进行治疗，在新生儿期最常使用的治疗方法为腹膜透析，也可使用血液透析，连续性静脉－静脉血液滤过，但在新生儿的临床应用经验较少。

# 第四节　新生儿心力衰竭

新生儿心力衰竭（简称心衰）又称泵衰竭或心功能不全，是由各种因素导致心排血量不能满足全身组织代谢所需的状态，是新生儿期常见的急症。其病因和临床表现与其他年龄小儿有所不同，并易与其他疾病混淆，因其病情变化急剧，如不及早处理，常可危及生命。新生儿心力衰竭并不少见，但发病率无确切统计。

## 一、病因

可以分为心血管疾病和非心血管疾病两大类。

### （一）心血管系统疾病

1. 前负荷增加：多见于左向右分流的先天性心脏病如房间隔缺损、室间隔缺损、动脉导管未闭、二尖瓣或三尖瓣反流等。也可见于完全性房室通道、大动脉转位、完全性肺静脉异位引流等复杂先天性心脏病。

2. 后负荷增加：主动脉狭窄、主动脉瓣狭窄、肺动脉狭窄。

3. 心律失常：阵发性室上性心动过速、心房扑动、心房纤颤、完全性房室传导阻滞。

4. 心肌疾病：病毒性心肌炎、肥厚性心肌病、心内膜弹力纤维增生症。

### （二）非心血管系统疾病

1. 低氧血症：新生儿呼吸窘迫综合征、肺出血、窒息、肺不张等引起低氧血症而导致的暂时性心肌缺血，及心内膜、心肌乳头肌坏死导致的右心房室瓣反流，因肺血管阻力增加，肺灌注量减少，故易发生心衰。

2. 代谢紊乱：如低血糖、低血钙。

3. 严重贫血：如 Rh 血型不合引起的严重溶血，或大量的胎盘输血或双胎输血等。

4. 输血或输液过量或速度过快。

5. 感染：如新生儿肺炎、败血症等。

## 二、临床表现

新生儿期左心和右心衰竭不易截然区分，多表现为全心衰竭。

### （一）循环系统表现

1. 心率改变：安静时心率持续＞160次/分，晚期心衰表现为心动过缓，心率＜100次/分。

2. 奔马律：可出现舒张期奔马律，心衰控制后消失。

3. 心脏扩大：X线或超声心动图诊断，表现为心脏扩大或肥厚。

4. 喂养困难和多汗：患儿易疲劳，吸吮无力、拒奶及喂养困难。由于心功能受损时儿茶酚胺分泌增加，患儿出汗较多，喂养或睡眠时明显。

### （二）呼吸系统改变

呼吸急促和呼吸困难：安静时呼吸频率＞60次/分，严重时可出现呻吟、吸凹、青紫、鼻翼扇动。由于肺泡腔内渗出和肺水肿，肺部可听到湿性或干性啰音。

### （三）体循环淤血表现

1. 肝脏右肋下≥3cm或短期内进行性增大，是最早、最常见体征。

2. 水肿：多表现为短期内体重明显增加，有时可表现为下肢或眼睑水肿。

3．少尿：肾小球滤过率下降，可同时合并蛋白尿。

## 三、辅助检查

### （一）经皮脉搏血氧仪监测

评估动脉氧饱和度最好的方法，最好同时测定导管前和导管后。低于 85% 为异常，但是末梢循环灌注减少、运动、光线等可以影响精确度。

### （二）高氧试验

可以区别右向左分流心脏病和肺部疾病。给予 100% 氧，测定动脉血气，与吸氧前比较，肺部疾病婴儿多数氧分压增加 20 ～ 30mmHg（或氧饱和度增加＞ 10%），氧分压不增加或变化较少提示右向左分流先天性心脏病。

### （三）胸部 X 线

不同程度的心影增大（梗阻型完全性肺静脉异位引流心脏大小可正常）和肺水肿。

### （四）心电图

仅能明确是否存在心律失常。

### （五）超声心动图

可明确是否存在先天性心脏病及肺动脉高压。

### （六）动脉血气

提供酸碱平衡状态。

## 四、诊断和鉴别诊断

结合病史、症状与体征，诊断不难，但病因诊断相对较难。

病因鉴别诊断：应结合病史、体检、X 线、超声、血电解质、血气分析、血糖等检查以明确引起心力衰竭的原发病。

心衰发作与日龄的关系：

## （一）出生后立即或数小时内

此期内发生心衰的病因主要是由于心肌功能抑制，如严重缺血、缺氧导致心内膜下心肌乳头肌坏死，造成三尖瓣、二尖瓣急性关闭不全，导致肺血管阻力升高，降低肺灌注，产生发绀和体循环淤血，发生心衰。

## （二）1周内

结构异常，如左心发育不全、主动脉狭窄或闭锁、大动脉转位（TGA）、完全性肺静脉异常引流、重度肺动脉狭窄或闭锁。肺部疾病中，如上气道阻塞、支气管肺发育不全、持续性肺高压。中枢神经系统疾病引起低通气、肾衰、高血压脑病、甲亢、肾上腺功能不全等。

## （三）1周至1个月内

主动脉缩窄合并室间隔缺损（VSD）或动脉导管未闭（PDA）或左心室流出道梗阻或永存动脉干（PTA）或TGA，单心室、房室通道，VSD。非阻塞性完全性肺静脉异位引导流；心肌病变、肺部疾病、肾脏疾病、甲状腺功能减低、肾上腺功能不全等。

## （四）相关疾病的体征

心脏症状表现明显杂音、青紫不伴呼吸窘迫、心音异常等，多提示心脏结构异常可能；多发畸形提示可能存在先天性心脏病（如VACTERL或CHARGE关联征）或遗传代谢性疾病（如溶酶体疾病合并颜面部畸形、眼睛畸形、肝脾肿大和骨骼异常）；患脑动静脉畸形的婴儿可表现为听诊血流杂音、惊厥、颅内出血或脑积水；面色苍白多提示灌注不良、窒息或严重贫血等。

# 五、治疗

## （一）危重患者的即刻处理

1. ABC：即保持呼吸道通畅、维持呼吸和血液循环。

2. 高氧试验：自主呼吸良好者给予 100%$O_2$ 进行，除外先天性心脏病；呼吸窘迫者经 CPAP 给予 100%$O_2$；如果经 CPAP 给予 100%$O_2$ 仍存在青紫，或存在肺通气不足临床表现或实验室证据，气管插管机械通气，如果明确为先天性心脏病且没有呼吸功能不全症状可不予机械通气。

### （二）治疗原发病

对能及时治疗的原发病进行治疗，并消除加重心衰的因素，如感染、心律失常等。复杂心脏畸形及时手术矫正；心律失常者给予抗心律失常药物。

### （三）一般治疗

1. 护理：严密监控生命体征，做好保暖，心电监护；控制液量与输液速度，必要时给予镇静剂。

2. 供氧：心衰时均需要供氧，应注意温湿度。当主动脉闭锁、主动脉缩窄、大动脉转位等畸形时，保持动脉导管开放是维持生命所必需，此时给氧有不利因素，要慎重。在不能明确前，可同时给予前列腺素 [50～100ng/（kg·min）] 维持动脉导管开放。

3. 维持水电解质酸碱平衡：纠正酸碱紊乱、低血钙、低血糖等，入液量一般按 80～100mL/（kg·d），亦可按正常需要量减少 1/4～1/3 给予。钠 2～3mmol/（kg·d），钾 1～3mmol/（kg·d）。最好依据测得的电解质浓度决定补给量，宜 24 小时平均给予。有代谢性酸中毒者给予碳酸氢钠纠正，但应在保证通气状态良好情况下应用。

### （四）血管活性药物应用

1. 多巴胺：剂量 3～5μg/（kg·min），小剂量有正性肌力和血管扩张作用；大剂量 > 10μg/（kg·min），血管收缩，心率加快，心排出量反而降低，一般用小剂量。

2. 多巴酚丁胺：增强心肌收缩力、增加心排出量，对周围血管作用弱，剂量 5～10μg/（kg·min）。

3. 异丙基肾上腺素：适用于濒死状态伴心动过缓的心衰，完全性房室传导阻滞伴心衰，剂量 $0.1 \sim 0.2 \mu g/$ （kg·min）。

4. 肾上腺素：治疗急性低心排出量心衰，多用于心肺转流术后低心排出量心衰或心跳骤停时应用。剂量 $0.05 \sim 0.1 \mu g/$ （kg·min），心脏骤停时剂量每次 0.1mg/kg。

### （五）洋地黄制剂

地高辛为首选，可口服或静脉注射。紧急时先给首剂地高辛化量的 $1/3 \sim 1/2$，余量分 $2 \sim 3$ 次，各间隔 $4 \sim 8$ 小时给予。末次给药后 $8 \sim 12$ 小时开始给维持量，剂量为化量的 1/4，分 2 次，每 12 小时 1 次。全程维持量法适用于慢性心衰，即以地高辛维持量均分 2 次，每 12 小时 1 次，经过 $5 \sim 7$ 天后，血清地高辛浓度和洋地黄化后再给维持量相似。用药期间需要监测血清地高辛浓度。

注意点：①用药过程应密切观察患儿心衰是否改善，以确定疗效，并根据其变化随时调节剂量。②新生儿尤其是早产儿比年长儿易于引起洋地黄中毒，因此临床或心电图上发现任何洋地黄中毒的可疑征象均需用心电监护并暂时停药。其有效血清浓度婴儿为 $2 \sim 3ng/mL$，地高辛中毒时新生儿血药浓度大多 $> 4ng/mL$，婴儿 $> 3 \sim 4ng/mL$。③电解质紊乱（低血钾、低血镁、低血钙），缺氧及肝、肾功能不全可增加洋地黄毒性作用，需予纠正。

新生儿心力衰竭的治疗以综合治疗为主，多数患儿通过一般治疗、限液、利尿、维持水电解质平衡和纠正酸中毒等可以纠正，尽量减少洋地黄类药物的应用。

### （六）利尿剂

长期应用利尿剂的患者，宜选择氯噻嗪或双氢氯噻，加服安体舒通，前者利尿的同时失钾较多，后者有保钾作用，故二者合用较为合理。多与强心药同时应用。常用药物有：呋塞米 1 毫克/（千克·次），每 $8 \sim 12$ 小时一次；双氢克尿噻 $2 \sim 3mg/$ （kg·d），口服，分 $2 \sim 3$ 次，螺内酯 $1 \sim 3mg/$ （kg·d），口服，分 $2 \sim 3$ 次。

## 第五节 新生儿弥散性血管内凝血

弥散性血管内凝血（DIC）是由各种原因引起的以全身血管内凝血系统激活为特征的综合征，主要特征为大量微血栓形成、继发性广泛地出血。

新生儿DIC较常见，是发生DIC的高危人群，主要与新生儿期生理特点有关，如新生儿体内各种凝血因子水平较低，缺氧缺血，感染发生率较其他人群高，血液呈高凝状态等。

新生儿重症监护室DIC发生率尚未见大样本研究报道，但有研究显示，对NICU死亡患儿进行尸体解剖的结果发现，组织病理学显示DIC发生率高，但有临床表现和实验室检查依据的DIC患儿较少，因此临床上早期明确诊断新生儿DIC尚有困难。

### 一、病因

感染和缺氧缺血是引起新生儿DIC最常见的原因。

#### （一）感染

包括细菌，病毒，真菌感染。感染是引起新生儿死亡的重要原因，新生儿抗凝物质较少，感染时又消耗大量抗凝物质，因此在感染时易发生血栓前状态。对足月儿进行的研究结果显示：脓血症新生儿抗凝血酶、蛋白C、蛋白S水平明显降低，约三分之一发生DIC或死亡，严重感染时凝血因子和血小板大量消耗，引起微血栓形成，导致多脏器功能衰竭。

#### （二）缺氧缺血

DIC为新生儿缺氧缺血的严重并发症。胎儿期和分娩过程中，母亲及新生儿均处于高凝状态，血栓形成的风险增加。缺氧缺血时血管内皮细胞损伤、释放组织促凝血酶原激酶、酸中毒等，均可发生凝血功能紊乱。尽管DIC的临床表现主要为出血，但最初主要为促凝血因子过度激活引起的高凝状态，缺氧缺血时患儿 D- 二聚体和纤维蛋白原降解产物增加，同时伴随抗凝物质大量消耗，患儿抗凝血酶、蛋白 C、蛋白 S 水平明显降低，血小板降低。

其他引起新生儿 DIC 的原因包括：消化系统疾病，如 NEC、各种原因引起的肝脏损害、血管畸形（血管瘤），血液系统疾病和肿瘤等。

## 二、病理生理

新生儿期维生素 K 依赖的凝血因子（Ⅱ、Ⅶ、Ⅸ、Ⅹ）和补体成分水平较年长儿童明显降低，出生后 6 月龄才可达到正常水平。然而维生素 K 依赖的抗凝物质如蛋白 C、蛋白 S 水平也较低，因此新生儿出凝血状态处于平衡。新生儿血小板活性也较低，但 VW 因子活性较高，因此血小板功能维持正常。新生儿纤溶系统活性较年长儿童低。由此可见新生儿期出凝血功能与年长儿童明显不同，需要根据新生儿期凝血功能特点对其进行评价和指导治疗。

### （一）凝血系统激活

各种致病因素损伤血管内皮细胞和血小板，释放血小板因子和血栓素，血液与暴露的血管壁胶原组织接触，激活Ⅻ因子，形成活性凝血活酶，从而激活血液内凝系统。另一方面，损伤的血管内皮细胞可释放凝血活酶，激活外源性凝血系统。活化的凝血活酶可进一步促进凝血酶形成，使纤维蛋白原分解为纤维蛋白单体，在活化的凝血因子作用下形成纤维蛋白凝块，导致 DIC。

### （二）纤维蛋白溶解系统激活

通过以下途径激活：①凝血酶直接激活纤溶酶原成为纤溶酶，使纤维蛋白溶解。②肺、脾、肾等器官含纤溶酶原激活物质，引起 DIC 的原发病常同时累及这些器官，从而释放纤溶酶原激活物质，使纤溶酶原转变为纤溶酶。此外缺氧、失血、手术创伤等因素均可激活纤溶系统。纤溶酶作用于纤维蛋白及纤维蛋白原，使之分解为纤维蛋白原降解产物

（FDP），主要为 X、Y、D、E 碎片，具有很强的抗凝作用，可加重出血。

### （三）蛋白 C 系统调节能力降低

新生儿蛋白 C 水平较年长儿童明显降低，蛋白 C 系统可减少凝血酶生成，抑制纤溶系统，阻止 DIC 进展。

## 三、临床表现

新生儿主要为急性起病，表现为出血、微循环障碍、血栓形成和溶血。

### （一）出血

最常见，是主要临床表现，全身皮肤、穿刺部位、脐部残端、消化系统、泌尿系统、肺出血，少数发生内脏出血或颅内出血。

### （二）微循环障碍及休克

因为广泛微血栓形成，出现微循环障碍，回心血量减少，心排出量降低，血压下降，导致休克，休克又可加重 DIC。

### （三）血栓形成

多脏器形成广泛微血栓，使器官缺血缺氧，功能障碍，临床上可出现肝功能、肾功能、呼吸功能衰竭。

### （四）溶血

由于微血管内血栓形成，红细胞变形能力降低，受损破裂发生溶血，可见急性溶血表现，血红蛋白尿、黄疸、发热等。

## 四、诊断

由于新生儿特殊的生理特点，DIC 临床诊断常较困难。国际血栓与止血学会（ISTH）对 DIC 分级诊断标准在新生儿中尚未进行验证。根据 ISTH 标准，发生严重疾病的新生儿，如出现凝血功能障碍，伴迅速出现的血小板降低、器官灌注减少及损害、严重代谢性酸中毒、出血等，可满足 DIC 诊断标准。

（一）血小板

主要表现为进行性血小板降低，如以血小板临界值为 $150 \times 10^9$/L，其敏感度为 39%，特异性为 88%，阳性和阴性预测价值分别为 81% 和 54%。需要结合临床表现及其他实验室指标进行评价。

（二）凝血功能

凝血酶原时间（PT）及根据 PT 计算的国际标准化比值（INR）可检测外源性凝血系统（如凝血因子Ⅶ、Ⅹ、Ⅱ功能），由于新生儿维生素 K 相对缺乏，在危重新生儿 PT 均表现明显异常，在危重新生儿 INR > 1.5 可用于早期发现凝血酶升高及纤溶酶产生，敏感性为 11%，特异性为 95%。活化部分凝血酶原时间（APTT）反映内源性（接触激活）凝血系统及活化通路（如凝血因子Ⅻ、Ⅺ、Ⅸ、Ⅷ、Ⅹ、Ⅴ、Ⅱ、Ⅰ等的活性），但不能反映因子Ⅶ、Ⅻ和 vW 因子活性，APTT 延长反映凝血功能损害及消耗性凝血功能障碍。

（三）纤维蛋白原

为急性期反应蛋白，因此在感染过程中可升高。如同时存在血小板降低，纤维蛋白原降低可提示 DIC。但在危重新生儿，使用纤维蛋白原 < 1.5g/L 发现凝血酶升高及纤溶酶产生的敏感性为 12%，特异性为 98%。对纤维蛋白原结果的解释应结合其他急性期反应蛋白，如 C 反应蛋白，在脓血症和炎症反应过程中可升高。在脓血症急性期，如纤维蛋白原水平正常可提示存在消耗性凝血功能障碍。

（四）D- 二聚体

纤维蛋白在纤溶酶作用下产生 D- 二聚体，D- 二聚体升高提示止血和纤溶系统激活。在血栓形成、组织损伤及出生后均可出现 D- 二聚体升高，但感染、缺氧等可激活凝血系统，也可引起 D- 二聚体升高，因此 D-二聚体升高为非特异性，但其可用于排除血栓形成，具有较高的敏感性和特异性，D-二聚体正常可除外 DIC。

### （五）蛋白 C

新生儿发生 DIC 时蛋白 C 水平降低，并可预测严重感染患儿的预后。

## 五、治疗

### （一）原发疾病治疗

新生儿 DIC 治疗效果决定于原发疾病是否缓解，因此新生儿 DIC 治疗的关键是去除引起 DIC 的病因。因此在严重感染、NEC、感染性休克的患儿首先需要针对疾病进行积极治疗，同时再纠正凝血功能障碍。但在已发生明显 DIC 的患儿，即使在原发疾病因素已控制后，DIC 仍然继续发生，此时需要进行特殊治疗。

### （二）循环支持

针对微循环障碍及休克进行治疗。在 DIC 患儿，因微循环障碍，为改善组织供氧，应积极治疗循环障碍及休克。详细见休克的诊断及治疗。

### （三）新鲜冰冻血浆（FFP）

10mL/kg，提供凝血因子，维持正常 PT/INRs，维持纤维蛋白原 ≥1g/L。治疗效果很大程度上取决于对引起 DIC 的原发疾病的治疗及支持治疗。尽管 FFP 可以提高凝血及抗凝因子水平，改善凝血功能，但大多数危重新生儿不能耐受过多的液体量。近年来，重组高度纯化、病毒灭活的血浆来源的特殊蛋白已在临床进行研究，可特异性提供某些凝血因子（如Ⅻ、Ⅺ因子，蛋白 C，纤维蛋白原），有望将来替代 FFP 在 DIC 治疗中的作用。但目前尚未应用于临床，目前仍然使用 FFP 提供Ⅺ、Ⅴ因子和蛋白 S 等。

### （四）血小板

输血小板，维持血小板＞ $50 \times 10^9$/L。

### （五）冷沉淀物

如出血持续存在，考虑连续输入血小板、红细胞、FFP。对纤维蛋白原降低的患儿使用冷沉淀物 10mL/kg。

### （六）肝素

新生儿 DIC 使用肝素抗凝治疗的效果很大程度上取决于血浆抗凝血酶水平，而在 DIC 发展过程中抗凝血酶很快被消耗；同时由于新生儿使用肝素可增加出血的风险，因此在新生儿，肝素主要用于留置中心静脉导管预防血栓形成，或发生血栓时。仅在发生消耗性凝血功能障碍伴大血管血栓形成，不伴出血时可考虑使用，10 ～ 15U/（kg·h）持续输入，同时给予血小板和 FFP，维持血小板计数＞ $50 \times 10^9$/L，FFP 可提供抗凝血酶，对肝素治疗具有协同作用。

### （七）抗凝血酶

脓血症患儿抗凝血酶大量消耗，使用外源性抗凝血酶替代可增加抗凝血酶水平，有效纠正凝血功能障碍，在成人中已推荐用于治疗 DIC。对新生儿或儿童尚无随机对照研究，仅有病例报道。目前不推荐在新生儿应用。

# 第六节　新生儿休克

休克是因各种危重症导致全身有效循环血容量明显减少，组织器官灌注不足，细胞代谢及功能紊乱，器官功能障碍的病理生理过程，最终导致多器官功能障碍综合征（MODS）。休克是新生儿死亡的重要原因，临床表现非特异性，病情进展迅速，应引起重视。由于新生儿出生时从宫内环境到宫外环境发生转变的过程中，血流动力学有明显改变，因此很难确定新生儿尤其是早产儿出生后早期需要进行干预的血压低限。目前通常认为早产儿出生第一天的平均动脉压值大约等于相应的胎龄，但到出生第三天在胎龄 < 26 周的早产儿，90% 平均动脉压 > 30mmHg。90% 以上的足月儿生后平均动脉压 > 45mmHg，生后第三天平均动脉压 > 50mmHg。

## 一、病因

出生后早期外周血管功能调节异常伴或不伴心功能不全是引起低血压休克的最常见原因，尤其在早产儿。此外，液体丢失过多、出血也是引起新生儿低血容量的重要原因。

### （一）外周血管调节功能异常

因新生儿出生后早期内皮细胞一氧化氮（NO）产生增加或调节障碍，神经血管调节未成熟，促炎症介质引起血管扩张。

### （二）低血容量

以下原因可引起液体丢失和低血容量，包括：前置胎盘，胎盘早剥，胎—母输血，胎—胎输血，颅内出血，大量肺出血，DIC 或其他凝血功能障碍，毛细血管渗漏综合征。细胞外液丢失过多，如不显性失水增加，使用利尿剂不当，常见于超低出生体重早产儿。

### （三）心功能不全

严重围生期窒息引起心肌收缩功能降低、乳头肌功能不全、三尖瓣反流等引起心排出量降低，心肌功能不全可继发于细菌或病毒感染、代谢紊乱，糖尿病母亲可引起患儿心肌肥厚；此外，很多先天性心脏畸形可导致血液流出道梗阻，心排出量减少。

### （四）感染

引起感染性休克，主要由革兰阴性菌感染引起，但也见于革兰阳性菌、真菌和病毒感染。

### （五）神经源性休克

见于严重脑损伤，如大量颅内出血、重度缺氧缺血性脑病等。

## 二、病理生理

有效血容量减少是休克重要病理生理基础。各种病因引起有效血容量降低、血管床容量增加、心脏泵血功能障碍三个重要环节影响组织器官有效灌注。全身炎症反应综合征（SIRS）在休克的发生发展过程中具有重要作用，SIRS 是一种过度的全身炎症反应，在感染、缺氧、创伤、失血等因素作用下，机体释放大量的炎症介质和细胞因子，导致失控的炎症反应，损伤组织器官，导致多器官功能不全。

此外，血液流变学改变在休克微循环障碍中也具有重要作用，休克发生时，白细胞在黏附分子的作用下，贴壁、黏附于血管内皮细胞，使毛细血管后阻力增大；血液浓缩、血液黏滞度增加、血细胞比容增大，红细胞堆积，血小板黏附聚集，引起微循环血流减慢、瘀滞、停止，导致组织细胞缺氧缺血。

## 三、临床表现

主要表现为精神萎靡、皮肤苍白、肢端发凉、心率增快、皮肤毛细血管再充盈时间延长等。上述表现可不典型，新生儿休克临床表现按出现时间顺序依次表现：①皮肤颜色苍白或青灰。②肢端发凉。③皮肤毛细血管再充盈时间延长，足跟部＞5 秒，前臂＞3 秒。④股动脉搏动减弱。⑤心率变化，＞160 次/分，或＜100 次/分，心音低钝。⑥反应低下，嗜睡，或先激惹后抑制，肌张力降低。⑦呼吸增快，安静时＞40 次/分，三凹征，肺部可闻及啰音。⑧硬肿。⑨血压下降，脉压变小。⑩尿量减少，＜1mL/（kg·h），持续 8 小时提示肾小球滤过率降低，肾小管受损。前五项为早期轻症患儿表现，血压下降则为晚期表现。

## 四、辅助检查

### （一）实验室检查

包括血常规、C反应蛋白、血气分析、血清电解质、肝肾功能、凝血功能、血糖。感染患儿进行血培养，病情稳定后进行腰穿脑脊液检查。

### （二）胸片

明确有无肺部疾病，心脏增大。

### （三）心脏超声

心源性休克时，应进行检查以明确是否存在心脏疾病。

## 五、诊断

### （一）明确是否存在休克及其严重程度

对存在发生休克基础疾病的高危新生儿，应密切观察，根据上述临床表现进行诊断。但如前所述，新生儿出生后因血流动力学发生明显改变，因此出生后早期需注意血压变化。此外，新生儿发生休克时，因交感神经兴奋性高，使血管收缩，早期血压可正常，因此不能以血压下降作为早期诊断指标。

### （二）病因诊断

根据病史、临床表现及辅助检查，确定休克病因，如感染、低血容量、心源性、严重窒息等。

### （三）多脏器功能评价

明确有无脏器功能损害，心脏、肺功能损害最常见，此外需要对肾功能、肝功能、凝血功能、胃肠功能、脑功能进行评估。

## 六、治疗

### （一）扩容

诊断明确即刻开始治疗，并监测中心静脉压。扩容通常使用生理盐水，足月儿和晚期早产儿可积极进行液体复苏，尤其是在低血容量休克、创伤、手术后液体丢失过多时，使用生理盐水 20 ～ 40mL/kg，如临床表现无改善，可适当增加扩容量，维持中心静脉压（CVP）5 ～ 8mmHg，以提高心排出量，但扩容量不宜超过 60mL/kg；需要注意 CVP 受某些非心源性因素如机械通气压力及心脏因素（如三尖瓣功能）等影响。对急性失血性休克，在使用生理盐水扩容后，如血细胞比容 < 0.3，可给予输血。对心功能不全的患儿，扩容量不宜过多，速度宜减慢。在极低和超低出生体重早产儿需要注意大量液体复苏可能与脑室内出血及发生支气管肺发育不良有关，扩容时给予生理盐水 10 ～ 20mL/kg 在 30 ～ 60 分钟输注，如需进一步治疗，可考虑使用血管活性药物。

### （二）纠正代谢紊乱

如低氧、酸中毒、低血糖、低血钙等，在循环衰竭及使用大量液体扩容后常发生低钙血症，应纠正，如离子钙降低，可使用 10% 葡萄糖酸钙 1mL/kg 缓慢静脉输入。休克时，酸中毒常为乳酸酸中毒、酮症酸中毒，表现为高阴离子间隙（AG）型代谢性酸中毒，使用碱性药物如碳酸氢钠治疗效果有限，因此应慎用；改善有效循环血容量及微循环、纠正缺氧、保证营养供给等有助于纠正酸中毒。

### （三）正性肌力药物

1. 拟交感神经兴奋剂：快速起效，半衰期短，剂量可控制

（1）多巴胺：疗效呈剂量依赖性，低剂量 [0.5 ～ 2μg/（kg·min）] 时可增加肾脏、肠系膜动脉、冠状动脉血流，对心排出量无明显影响。中等剂量 [2 ～ 6μg/（kg·min）] 具有正性肌力作用，高剂量 [6 ～ 10μg/（kg·min）] 时可兴奋 $\alpha_1$ 和 $\alpha_2$ 肾上腺素能受体，收缩血管，使外周血管阻力增加，使静脉回流量增加。但在早产儿，较小剂量的多巴胺即可

兴奋 α 受体。在大多数非窒息的新生儿中，低血压的原因主要为体循环血管阻力降低引起，因此多巴胺为首选药物。

（2）多巴酚丁胺：具有选择性心脏正性肌力作用，剂量 $5 \sim 15 \mu g/$（kg·min）可增加心排出量，对心率影响较小。可通过兴奋 β 受体使心肌收缩力增强，在心功能降低时常与多巴胺同时使用以增加心排出量。

（3）肾上腺素：通过兴奋 β 和 α 受体增加心肌收缩力和外周血管阻力，在新生儿不是首选药物，但在多巴胺治疗无反应的患儿可使用。脓血症患儿因外周血管舒张引起的组织低灌注，可使用肾上腺素。起始剂量 $0.05 \sim 0.1 \mu g/$（kg·min），必要时可增加剂量，同时降低多巴胺剂量。多巴胺的作用部分依赖于去甲肾上腺素的储备，在较长时间使用高剂量多巴胺的患儿，去甲肾上腺素储备容易耗竭，因此肾上腺素可为有效的辅助治疗药物。

2. 米力农

米力农为磷酸二酯酶抑制剂，可通过提高心肌细胞内 cAMP 水平，增加心脏收缩能力，其改善心脏舒张功能的效果较多巴酚丁胺好。该药物尚可通过提高血管平滑肌细胞内 cAMP 水平从而降低肺血管和外周血管阻力。负荷剂量 $75 \mu g/kg$ 静脉输注 60 分钟，维持量 $0.5 \sim 0.75 \mu g/$（kg·min）。胎龄＜ 30 周的早产儿，负荷剂量 $0.75 \mu g/$（kg·min）静脉输注 3 小时，维持量 $0.2 \mu g/$（kg·min）。

### （四）呼吸支持

患儿常出现呼吸暂停或呼吸衰竭，机械通气可改善氧合和通气，减少呼吸做功，严重肺炎患儿可使用肺表面活性物质，应维持正常或接近正常的 pH 值和氧饱和度＞ 90%，以改善心脏收缩功能和组织氧合，从而降低发生多器官功能衰竭和持续肺动脉高压（PPHN）的风险，PPHN 的患儿可使用 NO 吸入治疗。如经过上述治疗无好转，如无禁忌证，在体重大于 2kg 的患儿可考虑体外膜肺（ECMO）治疗。

### （五）皮质类固醇

在超低出生体重早产儿，使用扩容和升压药物无效时可考虑使用。泼尼松龙可通过多种机制稳定血压，在较长时间使用拟交感神经药物的患儿，心血管系统肾上腺素能受体表达下调，泼尼松龙可诱导肾上腺素能受体表达，同时可抑制儿茶酚胺代谢。并且，超低出生体重早产儿常存在肾上腺功能不全。泼尼松龙可迅速提高细胞内钙水平，提高对交感神经兴奋剂的反应性。用药后 2 小时可起作用。剂量为 1mg/kg，如有效，可 12 小时重复使用，应用 2 ～ 3 天。脓血症患儿，可使用较高剂量，但如果使用较晚，因全身炎症反应已发生，则效果不确定。

### （六）营养支持

感染时能量需求增加，如供给不足可引起分解代谢。对感染性休克的患儿，可在密切监测血清甘油三酯水平的基础上静脉给予脂肪乳剂，可避免发生高甘油三酯血症，碳水化合物与脂肪比例为 3 ∶ 1，可促进脂肪利用并避免产生氧自由基。脓血症患儿使用蛋白质 2 ～ 3g/（kg·d），研究显示未发生氮质血症、高氨血症或代谢性酸中毒，但需要监测血清尿素氮，监测肝肾功能并调整药物剂量。

### （七）其他

避免低体温和低血糖。如不存在窒息、缺氧缺血，应进行保暖维持体温，给予 10% 的葡萄糖 4 ～ 6mg/（kg·min），密切监测血糖并维持在正常水平。通过输新鲜冰冻血浆和红细胞纠正凝血功能障碍和贫血（血红蛋白 ≤ 10g/dL 时）。

### （八）新生儿某些特殊情况下休克的处理

1. 极低出生体重早产儿

由于血管和心肌发育未成熟，对后负荷增加敏感，同时 NO 产生较低。因此，如存在低血容量引起的休克，可使用多巴胺，并慎重使用扩容，尤其注意避免使用大剂量液体扩容，因与发生支气管肺发育不良和脑室内出血有关。

2．围生期窒息的新生儿

常因内源性儿茶酚胺释放使外周血管阻力升高，表现苍白、皮肤花纹、组织灌注差、心肌功能不全。患儿血容量可为正常，可伴有肺动脉高压。此时患儿如发生休克，可使用多巴胺，或加用多巴酚丁胺 $10\mu g/$（kg·min），使用米力农降低后负荷，增加心排出量，但不引起心肌损伤。在胎龄 34 周以上的患儿如存在肺动脉高压，可使用 NO 吸入。某些患儿可能存在血管舒张，可增加多巴胺剂量，可根据患儿皮肤颜色和组织灌注状态调整剂量。

3．合并 PDA 的早产儿

患儿因动脉导管"盗血"现象使重要脏器的血供减少，因导管水平的"左向右"分流可增加肺出血的危险。此时应避免使用高剂量的多巴胺 [ $> 10\mu g/$（kg·min）]，因可进一步增加"左向右"分流和降低重要器官血流。使用多巴酚丁胺和米力农提高心脏收缩力。

4．感染性休克

主要病理生理为低血容量、心脏功能不全＜外周血管舒张。使用生理盐水 10～30mL/kg 扩容，必要时可重复，多巴胺 5～40$\mu g/$（kg·min），必要时使用肾上腺素 0.05～0.3$\mu g/$（kg·min），进行心脏超声检查了解心功能、容量状态、有无 PDA。对于胎龄大于 34 周的患儿，如上述治疗无效，可考虑使用 ECMO。

5．对升压药物抵抗的早产儿低血压

部分早产儿出生后早期依赖中高剂量升压药物（多巴胺），主要与肾上腺皮质功能不全、肾上腺素受体水平下调有关。可采血检测血清皮质醇水平，然后使用泼尼松龙 3mg/（kg·d）。但应避免同时使用消炎剂，以防发生胃肠道穿孔。

# 第三章　呼吸系统疾病

## 第一节　急性上呼吸道感染

急性上呼吸道感染即普通感冒，是指喉部以上呼吸道的鼻和咽部的急性感染，国际上通称急性鼻咽炎，俗称伤风或感冒，是小儿时期最常见的疾病，有一定的传染性，主要是鼻咽部黏膜炎的局部症状及全身感染症状。婴幼儿患感冒后，往往全身症状重而局部症状轻，炎症易向邻近器官扩散而引起中耳炎、肺炎等并发症，故需及早诊治。

### 一、病因

#### （一）常见病原体

各种病毒和细菌均可引起，但90%以上为病毒，主要有鼻病毒、RSV、FluV、paraFluV、ADV等。病毒感染后易继发溶血性链球菌、肺炎链球菌、流感杆菌等细菌感染。近年来MP亦不少见。

#### （二）诱因

过敏体质、先天性免疫缺陷或后天性免疫功能低下及受凉、过度疲劳、居室拥挤、大气污染、直接或间接吸入烟雾、呼吸道黏膜的局部防御能力降低时容易发病。婴幼儿时期由于上呼吸道的解剖和免疫特点而易患本病。营养不良性疾病，如维生素D缺乏性佝偻病、亚临床维生素A、锌或铁缺乏症等，或护理不当，气候改变和环境不良等因素则易发生反复上呼吸道感染或使病程迁延。

## 二、临床表现

由于年龄大小、体质强弱及病变部位的不同，病情的缓急、轻重程度也不同。一般年长儿症状较轻，婴幼儿重症较多。轻者只有鼻部症状，如流涕、鼻塞、喷嚏等，也可有流泪、轻咳、咽部不适，可在 3～4 天内自然痊愈。如炎症涉及鼻咽部，常有发热（持续 3～7 天），咽部肿痛，扁桃体、颌下或颈部淋巴结肿大、恶心、呕吐、腹泻等。重者可突然高热达 39℃～40℃或以上，发冷、头痛、全身乏力、精神不振、食欲减退、睡眠不安、咳嗽频繁、咽部红肿或有疱疹及溃疡。有的扁桃体肿大，出现滤泡和脓性渗出，咽痛和全身症状均加重，鼻咽分泌物由稀薄变黏稠。严重者可出现惊厥等。临床上可见两种特殊类型：①疱疹性咽峡炎，病原体为柯萨奇 A 组病毒。好发于夏秋季。起病急骤，临床表现为高热、咽痛、流涎、厌食、呕吐等。体检可发现咽部充血，在咽腭弓、软腭、腭垂的黏膜上可见数个至十数个 2～4mm 大小灰白色的疱疹，周围有红晕，1～2 天后破溃形成小溃疡。疱疹也可发生于口腔的其他部位。病程为 1 周左右。②结合膜热，以发热、咽炎、结膜炎为特征。病原体为腺病毒 3、7 型。好发于春夏季，散发或发生小流行。临床表现为高热、咽痛、流泪、眼部刺痛，有时伴消化道症状。体检发现咽部充血，可见白色点块状分泌物，周边无红晕，易于剥离。一侧或双侧滤泡性眼结合膜炎，可伴球结合膜出血，颈及耳后淋巴结增大。病程 1～2 周。

## 三、诊断和鉴别诊断

### （一）辅助检查

病毒感染者白细胞计数正常或减少，中性粒细胞减少，淋巴细胞计数相对增多。病毒分离和血清学检查可明确病因，近年来免疫荧光、免疫酶学及分子生物学技术可做出早期诊断。细菌感染者白细胞总数、中性粒细胞增多，CRP 阳性。在使用抗菌药物前进行咽拭子培养可发现致病菌。链球菌引起者于 2 ～ 3 周后 ASO 效价可增高。

### （二）鉴别诊断

根据临床表现一般不难诊断，但应尽量判明是病毒性或细菌性，以便指导治疗。常需与以下疾病鉴别。

**1. 流行性感冒**

由 FluV、paraFluV 引起。有明显的流行病史，局部症状较轻，全身症状较重。常有高热、头痛、四肢肌肉酸痛等，病程较长，并发症较多。

**2. 急性传染病早期**

上感常为各种传染病的前驱表现，如麻疹、流脑、百日咳、猩红热等。应结合流行病史、临床表现及实验室资料等综合分析，并观察病情演变加以鉴别。

**3. 消化道疾病**

婴幼儿感冒往往有呕吐、腹痛、腹泻等消化系统症状，可误诊为胃肠道疾病，必须慎重鉴别。伴腹痛者应注意与急性阑尾炎鉴别。后者腹痛常先于发热，腹痛部位以右下腹为主，呈持续性，有固定压痛点、反跳痛及腹肌紧张、腰大肌试验阳性等，白细胞及中性粒细胞增多。

**4. 过敏性鼻炎**

常打喷嚏、流清涕，但不发热，咽常痒而不痛，鼻黏膜苍白水肿，鼻腔分泌物涂片示嗜酸性粒细胞增多，支持过敏性鼻炎的诊断。

## 四、治疗

### （一）一般治疗

病毒性上感，应告诉患者该病的自限性和治疗的目的，防止交叉感染及并发症。注意休息，给予有营养而易消化的食物，多饮水和补充大量维生素 C，保持室内空气新鲜和适当的温度与湿度等。

### （二）抗感染治疗

①抗病毒药物：大多数上呼吸道感染由病毒引起，可试用利巴韦林

（病毒唑）10～15mg/（kg·d），口服或静脉滴注；或20mg含服，每2小时/1次，3～5天为一疗程。亦可试用双嘧达莫5mg/（kg·d），分2～3次口服，3天为一疗程，或用麻甘颗粒、金振口服液、清热解毒软胶囊、黄栀花口服液或正柴胡饮等治疗。②抗生素类药物：细菌性上感或病毒性上感继发细菌感染者可选用抗生素治疗。小婴儿、持续高热、中毒症状明显者指征可以放宽。常选用青霉素类、第1、2代头孢、复方甲基异恶唑及大环内酯类抗生素等。咽拭子培养阳性结果有助于指导抗菌治疗。若证实为链球菌感染，或既往有风湿热、肾炎病史者，青霉素疗程应为10～14天。

### （三）对症治疗

①发热：体温38℃以内，一般可不处理。高热或有热惊厥史者应积极降温。可以乙醇擦浴，头部冷敷，冷水灌肠，推拿按摩。高热时可口服泰诺、托恩、巴米尔或赖氨酸阿司匹林等注射、安乃近滴鼻、小儿解热栓肛门塞入，均有良好的降温作用。一般不常规用激素类药物治疗。②镇静止痉：发生高热惊厥者可予以镇静、止惊等处理；烦躁时苯巴比妥每次2～3mg/kg，口服，或异丙嗪每次0.5～1mg/kg，口服或肌内注射；抽搐时可用10%水合氯醛每次40～60mg/kg灌肠，或苯巴比妥钠每次5～8mg/kg，肌内注射。③鼻塞：轻者不必处理，影响哺乳时，可于授乳前用稀释后0.5%麻黄碱1～2滴滴鼻。④止咳化痰：可用小儿伤风止咳糖浆、复方甘草合剂、金振口服液、消积止咳口服液、肺热咳喘口服液、强力枇杷露、百部止咳糖浆、止咳桃花散、蛇胆川贝液、急支糖浆、鲜竹沥、枇杷露等口服；咽痛可含服银黄含片、含碘喉片等。⑤中药：辨证施治，疗效可靠。风寒感冒，多见于较大儿童的感冒初期。证见恶寒、发热、无汗、鼻流清涕、全身疼痛、咳嗽有痰、舌质淡红、舌苔薄白、脉浮紧等。宜辛温解表。用藿香9g、菊花9g、苏梗6g、荆芥穗6g、连翘9g、生石膏15g，水煎服，或用小青龙汤、清热解毒口服液、麻甘颗粒等。风热感冒，多见于婴幼儿，发热重，出汗而热不退，鼻塞、流黄涕、面红、咽肿、咳嗽有痰，舌苔薄白或黄白，脉浮

数或滑数。宜辛凉解表、清热解毒。表热重者用双花 9g、连翘 9g、薄荷 6g、板蓝根 9g、牛蒡子 9g、生石膏 15g；里热重者用双花 9g、连翘 9g、菊花 9g、青黛 3g、地骨皮 9g、白薇 9g、生地 9g、板蓝根 9g、生石膏 15g。水煎后分 2～3 次口服，服药困难者可鼻饲，亦可直肠灌注，每日 3 次，每次 30～40mL。轻症可用银翘散、复方犀羚解毒片、维 C 银翘片、桑菊感冒片、板蓝根冲剂、金振口服液、肺热咳喘口服液、清热解毒口服液等中成药。

## 五、预防

1．加强体育锻炼，多做户外活动，保持室内空气新鲜，增强身体抵抗力，防止病原体入侵。

2．根据气候适当增减衣服，加强护理，合理喂养，积极治疗佝偻病和营养不良。

3．感冒流行时不带孩子去公共场所。托儿所或家中，可用食醋 5～10mL/m³ 加水 1～2 倍，加热熏蒸至全部气化，每日一次，连续 5～7 天。

4．感冒流行期或接触感冒患者后可用利巴韦林滴鼻或 / 和口服大青叶合剂、返魂草、犀羚解毒片等预防。平时应用免疫调节剂提高机体抗病能力。

# 第二节　急性感染性喉炎

## 一、概述

急性感染性喉炎为喉部黏膜急性弥漫性炎症。可发生于任何季节，以冬春季为多。常见于婴幼儿，多为急性上呼吸道病毒或细菌感染的一部分，或为麻疹、猩红热及肺炎等的前驱症或并发症。病原多为病毒感染，细菌感染常为继发感染。多见于 6 个月至 4 岁小儿。由于小儿喉腔狭小，软骨支架柔软，会厌软骨窄而卷曲，黏膜血管丰富，黏膜下组织疏松等解剖特点，所以炎症时局部易充血水肿，易引起不同程度的喉梗阻；部分患儿因神经敏感，可因喉炎刺激出现喉痉挛。严重喉梗阻如处理不当，可造成窒息死亡，故医生及家长必须对小儿喉炎引起重视。

## 二、诊断

### （一）病史

有无发热，咳嗽是否有犬吠样声音，有无声音嘶哑，有无吸气性喉鸣、呼吸困难及青紫等，有无异物吸入，有无佝偻病史，有无反复咳喘病史，有无支气管异物史，有无先天性喉喘鸣（喉软骨软化病），询问生长发育情况；是否接种过白喉疫苗。父母有无急慢性传染病史，有无过敏性疾病家族史。

### （二）查体

检查咽喉部是否有明显充血，有无白膜覆盖。注意呼吸情况，有无吸气性呼吸困难、三凹征、鼻翼扇动、发绀，有无心率加快。肺部听诊可闻及吸气性喉鸣声，但重度梗阻时呼吸音几乎消失。检查有无先天性喉喘鸣的表现，先天性喉喘鸣的患儿吸气时喉软骨下陷，导致吸气性呼吸困难及喉鸣声，在感染时症状加重，可伴有颅骨软化等佝偻病的表现。

### （三）辅助检查

1. 常规检查

血常规中白细胞计数可正常或偏低，CRP正常。细菌感染者血白细胞升高，中性粒细胞比例升高，CRP升高。咽拭子或喉气管吸出物做细菌培养可阳性。

2. 其他检查

间接喉镜检查可见声带肿胀，声门下黏膜呈梭形肿胀。

### （四）诊断标准

1. 发热、声嘶、犬吠样咳嗽，重者可致失音和吸气时喉鸣。体检可见咽喉部充血，严重者有面色苍白、发绀、烦躁不安或嗜睡、鼻翼翕动、心率加快、三凹征，呈吸气性呼吸困难，咳出喉部分泌物后可稍见缓解。

2. 排除白喉、喉痉挛、急性喉气管支气管炎、支气管异物等所致的喉梗阻。

3. 间接喉镜下可见声带肿胀，声门下黏膜呈梭形肿胀。

4. 细菌感染者咽拭子或喉气管吸出物做细菌培养可阳性。

具有上述第1、2项可临床诊断为急性感染性喉炎，如同时具有第3项可确诊，如同时具有第4项可做病原学诊断。

5. 喉梗阻分度诊断标准

（1）Ⅰ度：患者安静时无症状体征，仅于活动后才出现吸气性喉鸣及呼吸困难，肺呼吸音清晰，心率无改变，三凹征不明显。

（2）Ⅱ度：患儿在安静时出现喉鸣及吸气性呼吸困难，肺部听诊可闻喉传导音或管状呼吸音，心率较快120～140次/分，三凹征明显。

（3）Ⅲ度：除Ⅱ度喉梗阻症状外，患儿因缺氧而出现阵发性烦躁不安、口周和指端发绀或苍白、双眼圆睁、惊恐万状、头面出汗。肺部听诊呼吸音明显降低或听不到，心音较钝，心率加快140～160次/分以上，三凹征显著。血气分析有低氧血症、二氧化碳潴留。

（4）Ⅳ度：经过对呼吸困难的挣扎后，患儿极度衰弱，呈昏睡状或进入昏迷。由于无力呼吸，表现呼吸浅促、暂时安静、三凹征反而不明显，面色苍白或青灰，肺部听诊呼吸音几乎消失，仅有气管传导音。心音微弱、心率或快或慢或不规律。血气分析有低氧血症、二氧化碳潴留。

### （五）诊断步骤

诊断步骤：犬吠样咳嗽等临床症状→询问病史，有无发热、声音嘶哑、异物吸入、哮喘史→体格检查，吸气性三凹征、表紫等症状→辅助检查，血常规、CRP、喉镜→确诊急性喉炎。

## 三、治疗

### （一）经典治疗

**1. 一般治疗**

保持安静及呼吸道通畅，轻者进半流质或流质饮食，严重者可暂停饮食。缺氧者吸氧。保证足量液体和营养，注意水电解质平衡，保护心功能，避免发生急性心力衰竭。

**2. 药物治疗**

（1）对症治疗：每2～4小时做1次雾化吸入，雾化液中加入1%麻黄碱10mL、庆大霉素4万U、地塞米松2～5mg、盐酸氨溴素15mg。也可雾化吸入布地奈德2～4mg、肾上腺素4mg。痰黏稠者可服用或静脉滴注化痰药物如沐舒坦。高热者予以降温。烦躁不安者宜用镇静剂如苯巴比妥、水合氯醛、地西泮、异丙嗪等。异丙嗪不仅有镇静作用，还有减轻喉头水肿的作用，氯丙嗪则使喉肌松弛，加重呼吸困难，不宜使用。

（2）控制感染：对起病急，病情进展快，难以判断系病毒感染或细菌感染者，一般给予全身抗生素治疗，如青霉素类、头孢菌素类、大环内酯类抗生素等。

（3）糖皮质激素：宜与抗生素联合使用。Ⅰ度喉梗阻可口服泼尼松，每次1～2mg/kg，每4～6小时1次，呼吸困难缓解即可停药。＞Ⅱ度喉梗阻用地塞米松，起初每次2～5mg，静脉推注，继之按每日1mg/kg静脉滴注，2～3日后症状缓解即停用。也可用氢化可的松，每次5～10mg/kg静脉滴注。

**3. 手术治疗**

对经上述处理仍有严重缺氧征象，有＞Ⅲ度喉梗阻者，应及时做气管切开术。

### （二）治疗步骤

保证呼吸道畅通→吸氧→激素吸入或静脉使用抗感染→气管切开。

## 四、预后

多数患儿预后良好，病情严重、抢救不及时者，可造成窒息死亡。

## 五、最新进展和展望

近年来，随着儿科气管插管机械通气技术的成熟，气管插管机械通气也渐成为治疗该病的一个手段。儿科气管术前准备简单，便于急诊室或病房操作，操作时间短、创伤小、不留瘢痕。

# 第三节 支气管哮喘

支气管哮喘（简称哮喘）是一种常见的全球性小儿呼吸道变态反应性疾病，近年来对其病因、发病机制、病理改变及防治等方面的研究，都取得了较大进展，尤其是 GINA 的制定和推广，使哮喘防治进一步规范化，并已见显著成效。但发病率仍呈上升趋势，全球已有 3 亿人患哮喘，死亡率徘徊不降，给儿童健康和社会造成严重危害和负担，成为全球威胁人类健康最常见的慢性肺部疾患之一，已引起社会各界关注。

哮喘是一种以嗜酸性粒细胞、肥大细胞等多种炎症细胞和细胞因子、炎性介质共同参与形成的气道慢性变应性炎症，对易感者，此类炎症使之对各种刺激物具有高度反应性，并可引起气道平滑肌功能障碍，从而出现广泛的不同程度的气流受限。临床表现为反复发作性喘息、呼吸困难、咳嗽、胸闷等，有的以咳嗽为主要或唯一表现，这些症状常在夜间或晨起发生或加剧，可经治疗缓解或自行缓解。

由于地区和年龄的不同及调查方法和诊断标准的差异，世界各地哮喘患病率相差甚大，如新几内亚高原几乎无哮喘，而特里斯坦—达库尼亚岛上的居民则高达 50%。从总体患病率来看，发达国家（如欧、美、澳等）患病率高于发展中国家（如中国、印度等），一般在 0.1% ～ 14% 之间。据美国心肺血液研究所报道，1987 年哮喘的人群患病率较 1980 年上升了 29%，该时期以哮喘为第一诊断的病死率增加了 31%。国内 20

世纪 50 年代上海和北京的哮喘患病率分别为 0.46% 和 4.59%，至 80 年代分别增至 0.69% 和 5.29%。90 年代初期全国 27 省市 0～14 岁儿童哮喘患病率情况抽样调查结果，患病率为 0.11%～2.03%，平均 1.0%。10 年后累计患病率达 1.96%（0.5%～3.33%），增加 1 倍。山东省调查不同地理环境中 984 131 名城乡人群，儿童患病率为 0.80%，明显高于成人（0.49%），均为农村高于城市，丘陵地区大于内陆平原并且大于沿海地区，并绘出了山东省哮喘病地图。但 10 年后济南、青岛两市调查结果显示，患病率也升高 1 倍多。性别方面，儿童期男大于女，成人则相反。年龄患病率 3 岁内最高，随年龄增长逐渐降低。首次起病在 3 岁之内者达 75.69%。呼吸道感染是首次发病和复发的第一位原因。

## 一、病因

哮喘的病因复杂，发病机制迄今未全阐明，不同病因引起哮喘的机制不尽一致，现介绍如下：

### （一）内因

哮喘患者多属过敏性体质（旧称泥膏样或渗出性体质），即特应性体质，存在气道高反应性，其特点是：体态肥胖，易患湿疹、过敏性皮炎和药物、食物过敏，婴儿期 IgA 较低，易患呼吸道感染或顽固性腹泻。血清 IgE 升高，嗜酸性粒细胞等有较多 IgE 受体。机体免疫功能，尤其是细胞免疫障碍，Ts 细胞减少，Th 细胞增多，尤其 Th2 类细胞因子亢进。抗体水平失衡。微量元素失调，主要是 Zn 降低，使免疫功能下降。A 型血哮喘患儿明显高于其他型血者，乃由于其气道含较多 ABH 血型物质，易发生 I 型变态反应。此外哮喘患儿内分泌失调，雌二醇升高，皮质醇、黄体酮水平下降。有较高的阳性家族过敏史和过敏原皮试阳性率，迷走神经功能亢进，$\beta_2$ 受体反应性下降，数量减少，$\beta/\alpha$ 比例紊乱等，这些内因是可以遗传的，其遗传因素在第 6 对染色体的 HLA 附近。近年研究发现尚与其他多种染色体有关，这是发生哮喘的先决条件。有人对 985 例哮喘儿童进行家系调查，64.68% 的患儿有湿疹等变应性疾病史；42.15% 有哮喘家族史，而且亲代愈近，患病率愈高，有家族聚集现象，属于多基因遗传病，遗传度 80%。此外早期喘息与肺发育较小、肺功能差等有关。

## （二）外因

也是哮喘发生的必备条件。

### 1. 变应原

变态反应学说认为，哮喘是由 IgE 介导的 I 型变态反应性疾病。变应原作用于机体后，使机体致敏，并产生 IgE，当再次接触相应抗原后，便与肥大细胞上的 IgE 结合，通过"桥联作用"，$Ca^{2+}$ 流入细胞内，激活细胞内的酶，溶酶体膜溶解，使其脱颗粒，释放出组胺等过敏介质，发生哮喘。引起哮喘的变应原种类繁多，大体可分为吸入性、食物性和药物性等三类，如屋尘、螨、花粉、真菌、垫料、羽毛等吸入性变应原和奶、鱼、肉、蛋、瓜果、蔬菜等食物性过敏原及阿司匹林类解热镇痛药、青霉素类等药物，此外 $SO_2$、DDV、油漆、烟雾、环氧树脂等亦可诱发哮喘。近年，房屋装修中的甲醛、油漆等有害物质致空气污染，已成为哮喘发生的又一常见原因。饮食结构的变化、工业污染、汽车废气及生态环境的变化等与哮喘患病率增加也均有关系。

### 2. 呼吸道感染

是哮喘的又一重要原因，其发病机制复杂，病原体本身就是一种变应原，并且感染可以导致气道黏膜损伤，免疫功能低下，气道反复感染，形成恶性循环，致使气道反应性增高。据有些学者对 2 534 例哮喘的调查，91.91% 的首次病因和 74.29% 的复发诱因是感染，尤其是呼吸道病毒感染。近年研究已证明 RSV 毛支炎患儿，鼻咽部 RSV-IgE 和组胺水平及嗜碱性粒细胞脱颗粒阳性率均增高，其他如腺病毒、hPV、麻疹病毒、副流感病毒、百日咳杆菌、肺炎支原体、衣原体、曲菌等真菌感染均可引起哮喘，鼻窦炎与哮喘关系也非常密切。

### 3. 其他

约 90% 的哮喘患儿由运动而激发，这可能系气道冷却或纤毛周围呈现暂时性高渗状态，促使炎症细胞产生并释放过敏性介质所致。大哭、大笑等剧烈情绪波动，精神过度紧张（如考试）或创伤及冷空气刺激、气候骤变、气压降低等，以及咸、甜饮食均可诱发哮喘。胃—食管反流是夜间哮喘发作的主要原因之一。

## 二、临床表现

轻重悬殊。夜间或晨起发作较多或加重。轻者仅咳嗽、喷嚏、流涕，年长儿可诉胸闷。重者则喘息，严重呼气性呼吸困难（婴幼儿呼气相延长可不明显）和哮鸣音。有的只有顽固性咳嗽，久治不愈。并发感染时可有发热，肺部水泡音（但咳黄痰不一定都是细菌感染）。喘息程度与气道梗阻程度并不平行，当严重气道狭窄时，因气流量减少，喘鸣及呼吸音反减弱，此乃危急征兆，有时易被误认为减轻。哮喘可分为急性发作期、慢性持续期（指虽无急性发作，但在较长时间内总是不同频度和程度地反复出现喘息、咳嗽、胸闷等症状的状态）和缓解期（即症状体征消失，肺功能正常并维持4周以上）。

### （一）典型哮喘

可分为三期。第一期为发作性刺激性干咳，颇似异物所致的咳嗽，但气道内已有黏液分泌物，可闻少量哮鸣音；第二期可见咳出白色胶状黏痰（亦可略稀带泡沫），患儿烦躁不安，面色苍白，大汗淋漓，可有发绀，气喘加重，呼气延长，哮鸣音多，可掩盖心音，远处可闻，三凹征（＋）。婴儿喜伏于家长肩头，儿童多喜端坐，胸廓膨满，叩诊过清音，膈肌下降，心浊音界不清；第三期呼吸困难更严重，呼吸运动弱，有奇脉，肝大、水肿，终致急性呼吸衰竭或窒息，甚至猝死，但绝大多数患儿上述三期表现是可逆的。

### （二）病情严重程度分级

我们将国内标准略加补充更切实可行，即轻症，仅有哮鸣音且呼吸困难轻，每月发作＜1次，摒除变应原或其他激发因素后，喘息可被一般支扩剂控制，不影响正常生活；中症，呼吸困难较重，一月发作 1 次左右；或轻度发作，但次数较频（几乎每天发作），排除变应原及其他激发因素后，用一般支扩剂喘息部分缓解，活动受限，有时需用激素改善症状；重症，呼吸困难严重，每月发作 1 次以上，或反复频繁的中度呼吸困难，排除变应原和其他激发因素后，哮喘无明显改善，一般支扩剂无效，严重影响正常生活，需经常住院或使用激素控制症状；危急，哮鸣音明显减少或消失，血压降低，奇脉，意识模糊，精神错乱，体力明显耗竭，有呼酸并代酸，心电图示电轴右偏或 P 波高尖，需要进行急救治疗。此外，无论发作次数多少，凡依赖激素改善症状者，均为中、重度，每日需泼尼松 10mg 以上的激素依赖者或发作时有意识障碍者均为重症。

## 三、诊断和鉴别诊断

### （一）诊断

详尽的病史及典型症状不难诊断。轻症及不典型病例，可借助辅助检查确诊。

1. 病史采集

①询问是否有过典型哮喘表现，并除外其他喘息性疾患；问明首次发病的年龄、病情、持续时间、每次复发的诱因和居住环境是否阴暗、潮湿、空气污浊及生活习惯；家中是否养猫、狗、鸟等；发病先兆、起病缓急、持续时间、有无受凉、发热等上感表现；常用治疗措施及缓解方法。②特应症病史及Ⅰ、Ⅱ级亲属中过敏史：如湿疹、皮炎、过敏性鼻炎、咽炎、结膜炎，药物、食物过敏，反复呼吸道感染及慢性腹泻史；家族中有无上述疾病史和哮喘、气管炎史等。③发病诱因：何时、何种环境下发病，寻找环境中可疑变应原；与运动、情绪、劳累、冷空气、烟尘、DDV、油漆、食物及上感等的关系等。

2. 辅助检查

①血液：外源性哮喘血嗜酸性粒细胞数升高，常大于 $0.3 \times 10^9$/L，

嗜碱性粒细胞 > $0.033 \times 10^9$/L，嗜碱性粒细胞脱颗粒试验阳性，并发感染时可见中性粒细胞数升高。血电解质一般无异常。②痰液及鼻分泌物：多呈白色泡沫状稀黏痰或胶冻状痰，嗜酸性粒细胞明显增多，并发感染时痰呈黄或绿色，中性粒细胞为主，大量嗜酸性粒细胞可使痰变棕黄色。显微镜下可见库什曼螺旋体和夏科－雷登晶体。③X 线胸片检查：少数可正常，多有肺纹理粗乱，肺门阴影紊乱、模糊，发作期可有肺不张、肺气肿，右心肥大等表现，并感染时可有点片状阴影。④肺功能：缓解期以小气道病变常见，发作期可见阻塞性通气功能障碍。肺活量降低，残气量增加等。峰流速仪测定 PEER 简单易行，实用价值大，可估计病情，判定疗效，自我监测，诊断轻型和不典型哮喘。正常或轻症的 PEF 应 > 预计值或本人最佳值的 80%，24 小时变异率 < 20%；其 PEF 为预计值的 60% ～ 80%，变异率为 20% ～ 30% 为中症；PEF 和 $FEV_1$ 有高度相关性，可代替后者。⑤血气分析：对估计气道梗阻程度及病情、指导治疗均有重大意义。轻度哮喘，血气正常，每分通气量稍增加（Ⅰ级），或 $PaCO_2$ 轻度下降，血 pH 轻度升高，每分通气量增加（Ⅱ级）；中度哮喘（Ⅲ级），V/Q 比例失调，$PaO_2$ 下降，$PaCO_2$ 仍略低；严重哮喘（Ⅳ级），$PaO_2$ 进一步下降，$PaCO_2$ "正常或略升高"，提示气道阻塞严重，易误认为病情好转；晚期哮喘（Ⅴ级），出现Ⅱ型呼吸衰竭的血气表现和酸中毒。pH < 7.25 表示病情危笃，预后不良。⑥支气管激发或扩张试验或运动激发试验的测定。⑦变应原测定。⑧免疫功能检查示总 IgE 升高或特异性 IgE 升高。⑨其他：还可根据条件及病情测 ECP 等炎性介质及 CKs、IL-4、IL-5、$\beta_2$ 受体功能、内分泌功能、血清前列腺素水平、微量元素及 cAMP/cGMP 等。

3. 诊断标准

（1）儿童哮喘：①反复发作喘息、气促、胸闷或咳嗽，多与接触变应原、冷空气、物理或化学刺激、呼吸道感染、运动及甜、咸食物等有关。②发作时双肺闻及弥漫或散在哮鸣音，呼气多延长。③支气管扩张剂有显著疗效。④除外其他引起喘息、胸闷和咳嗽的疾病。

需要说明的是：①喘息是婴幼儿期的一个常见症状，故婴幼儿期是哮喘诊治的重点。但并非婴幼儿喘息都是哮喘。有特应体质（如湿疹、过敏性鼻炎等）及家族过敏史阳性的高危喘息儿童，气道已出现变应性炎症，其喘息常持续至整个儿童期，甚至延续至成年后。但是无高危因素者其喘息多与 ARI 有关，且多在学龄前期消失。②不能确诊的可行哮喘药物的试验性治疗，这是最可靠的方法；可用运动激发试验，如阳性，支持哮喘诊断；对于无其他健康方面问题的儿童出现夜间反复咳嗽或患儿感冒"反复发展到肺"或持续 10 天以上或按哮喘药物治疗有效者应考虑哮喘的诊断，而不用其他术语，这种可能的"过度"治疗远比反复或长期应用抗生素好；更要注意病史和 X 线排除其他原因的喘息，如异物、先天畸形、CHD、囊性纤维性变、先天免疫缺陷、反复牛奶吸入等。

（2）咳嗽变异性哮喘：即没有喘鸣的哮喘，①咳嗽持续或反复发作＞1 月，常于夜间或清晨发作，运动、遇冷空气或特殊气味后加重，痰少；临床无感染征象或经较长期抗感染治疗无效。②平喘药可使咳嗽缓解。③有个人或家族过敏史或变应原试验阳性。④气道有高反应性（激发试验阳性）。⑤排除其他引起慢性咳嗽的疾病。

（二）鉴别诊断

1. 毛细支气管炎

又称喘憋性肺炎，是喘息常见病因，可散发或大流行，多见于 1 岁内尤其 2～6 个月小儿，系 RSV 等病毒引起的首次哮喘发作，中毒症状和喘憋重，易并发心力衰竭、呼吸衰竭等，对支扩剂反应差，可资鉴别。但在特应体质、病理改变及临床表现方面与哮喘相似，且有 30%以上发展为哮喘。我们曾长期随访 RSV 毛支炎，约 70% 发展为喘支，25%～50% 变为哮喘，其高危因素为：较强的过敏体质和家族过敏史，血清 IgE 升高，变应原皮试阳性，细胞免疫低下和反复呼吸道感染等。

2. 喘息性支气管炎

国外多认为喘支属于哮喘范围。其特点是：多见于 1～4 岁儿童，是有喘息表现的气道感染，有发热等表现，抗感染治疗有效，病情较轻，无明显呼吸困难，预后良好，多于 4～5 岁后发作减少，症状减轻而愈。

因此与过敏性哮喘有显著区别。但在临床症状、气道高反应性、特应性及病理变化等多方面与哮喘尤其是感染性哮喘有共同之处。新近有人指出：3 岁内小儿感染后喘息，排除其他原因的喘息后，就是哮喘，是同一疾病在不同年龄阶段的表现形式。

3．心源性哮喘

小儿较少见。常有心脏病史，除哮鸣音外，双肺大量水泡音，咳出泡沫样血痰及心脏病体征，平喘药效果差，吗啡、哌替啶治疗有效。心电图、心脏彩色多普勒超声检查有的发现心脏异常。当鉴别困难时可试用氨茶碱治疗，禁用肾上腺素和吗啡等。

4．支气管狭窄或软化

多为先天性，常为出生后出现症状，持续存在，每于感冒后加重，喘鸣为双相性。CT、气道造影或纤支镜检查有助诊断。

5．异物吸入

好发于幼儿或学龄前儿童，无反复喘息史，有吸入史；呛咳重，亦可无，有持续或阵发性哮喘样呼吸困难，随体位而变化，以吸气困难和吸气性喘鸣为主。多为右侧，可听到拍击音，X 线可见纵隔摆动或肺气肿、肺不张等，若阴性可行纤支镜检查确诊。

6．先天性喉喘鸣

系喉软骨软化所致。生后 7～14 天出现症状，哭闹或呼吸道感染时加重，俯卧或抱起时可减轻或消失，随年龄增大而减轻，一般 2 岁左右消失。

7．其他

凡由支气管内阻塞或气管外压迫致气道狭窄者，均可引起喘鸣，如支气管淋巴结核、支气管内膜结核、胃食管反流、囊性纤维性变、肺嗜酸细胞浸润症、嗜酸细胞性支气管炎、原发性纤毛运动障碍综合征、支气管肺曲菌病、肉芽肿性肺疾病、气管食管瘘、原发免疫缺陷病、纵隔或肺内肿瘤、肿大淋巴结、血管环等。可通过病史、X 线、CT 等检查予以鉴别。

## 四、治疗

治疗目的：缓解症状，改善生活质量，保证儿童正常身心发育，防止并发症，避免治疗后的不良反应。

防治原则：去除诱（病）因，控制急性发作，预防复发，防止并发症和药物不良反应以及早诊断和规范治疗等。

治疗目标：①尽可能控制哮喘症状（包括夜间症状）。②使哮喘发作次数减少，甚至不发作。③维持肺功能正常或接近正常。④ $\beta_2$ 受体激动剂用量减至最少，乃至不用。⑤药物不良反应减至最少，甚至没有。⑥能参加正常活动，包括体育锻炼。⑦预防发展为不可逆气道阻塞。⑧预防哮喘引起的死亡。因此哮喘治疗必须坚持"长期、持续、规范和个体化"原则。

### （一）急性发作期的治疗

主要是抗感染治疗和控制症状。

1. 治疗目标

①尽快缓解气道阻塞。②纠正低氧血症。③合适的通气量。④恢复肺功能，达到完全缓解。⑤预防进一步恶化和再次发作。⑥防止并发症。⑦制定长期系统的治疗方案，达到长期控制。

2. 治疗措施

（1）一般措施：①保持气道通畅，湿化气道，吸氧使 $SaO_2$ 达 92% 以上，纠正低氧血症。②补液，糖皮质激素和 $\beta_2$ 受体激动剂均可致使低钾，不能进食可致酸中毒、脱水等，是哮喘发作不缓解的重要原因，必须及时补充和纠正。

（2）迅速缓解气道痉挛：①首选氧或压缩空气驱动的雾化吸入，0.5% 万托林每次 0.5～1mL/kg（特布他林每次 300μg/kg），每次最高量可达 5mg 和 10mg。加生理盐水至 3mL，初 30 分钟至 1 小时 1 次，病情改善后改为每 6 小时一次。无此条件的可用定量气雾剂加储雾罐代替，每次 2 喷，每日 3～4 次。亦可用呼吸机的雾化装置。无储雾罐时可用一次性纸杯代替。②当病情危重，呼吸浅慢，甚至昏迷，呼吸心跳微弱或骤停时或雾化吸入足量 $\beta_2$ 受体激动剂＋抗胆碱能药物＋全身用皮质激素未控制喘息时，可静滴沙丁胺醇，或用异丙肾上腺素静脉滴注代替。③全身用激素，应用指征是中、重度哮喘发作，对吸入 $\beta_2$ 激动剂反应欠佳；长期吸激素患者病情恶化或有因哮喘发作致呼吸衰竭或为口服激素者，应及时、足量、短期用，一般 3～4 天，不超过 7 天，至病情稳定后以吸入激素维持。④中重度哮喘，用 $\beta_2$ 激动剂＋0.025% 的异丙托品（每次＜4 岁 0.5mL，≥4 岁 1.0mL），每 4～6 小时一次。⑤氨茶碱，3～4mg/kg，≯每次 250mg，加入 10% 葡萄糖中缓慢静脉注射（≮20 分钟），以 0.5～1mg/（kg·h）的速度维持，每天≯24mg/kg，亦可将总量分 4 次，每 6 小时一次，静脉注射，应注意既往用药史，最好检测血药浓度，以策安全。⑥还可用 $MgSO_4$、维生素 $K_1$、雾化吸入呋塞米、利多卡因、普鲁卡因、硝普钠等治疗。

（3）人工通气。

（4）其他：①抗感染药仅在有感染证据时用。②及时发现和治疗呼吸衰竭、心力衰竭等并发症。③慎用或禁用镇静剂。④抗组胺药及祛痰药无确切疗效。

（5）中医药：可配合中医辨证论治，如射干麻黄汤、麻地定喘汤等加减或用蛤蚧定喘汤、桂龙咳喘宁等。

## （二）慢性持续期的治疗

按 GINA 治疗方案进行。①首先根据病情判定患者所处的级别，选用哪级治疗。②各级均应按需吸入速效 $\beta_2$ 受体激动剂。③表中 ICS 量为每日 BDP 量，与其他 ICS 的等效剂量为：BDP250$\mu$g≈BUD200$\mu$g≈FP125$\mu$g。④起始 ICS 剂量宜偏大些。⑤每级、每期都要重视避免变应原等诱因。

### 1. 升级

如按某级治疗中遇变应原或呼吸道感染等原因，病情加重或恶化，经积极治疗病因，仍不见轻时，应立即升级至相应级别治疗。

2．降级

如按某级治疗后病情减轻达到轻的一级时要经至少 3 个月维持并评估后（一般 4～6 个月），再降为轻一级的治疗。

### （三）缓解期的防治（预防发作）

1．避免接触变应原和刺激因素

对空气和食物中的变应原和刺激因素，一旦明确应尽力避免接触，如对屋尘过敏时可认真清理环境，避开有尘土的环境，忌食某些过敏的食物。对螨过敏者除注意卫生清扫外，可用杀螨剂、防螨床罩或核糖霉素喷洒居室。阿司匹林等药物过敏者可用其他药物代替。对猫、狗、鸟等宠物或花草、家具过敏的，可将其移开或异地治疗。

2．保护性措施

患儿应生活有规律，避免过劳、精神紧张和剧烈活动，进行三浴锻炼，尤其耐寒锻炼，积极防治呼吸道感染，游泳、哮喘体操、跳绳、散步等运动有利于增强体质和哮喘的康复，但运动量以不引起咳、喘为限，循序渐进，持之以恒。

3．提高机体免疫力

根据免疫功能检查结果选用增强细胞、体液和非特异性免疫功能的药物，如普利莫（即万适宁）、斯奇康、乌体林斯、气管炎菌苗片、静注用丙种球蛋白、转移因子、胸腺素、核酪、多抗甲素、复合蛋白锌等锌剂、胎盘脂多糖及玉屏风颗粒、黄芪颗粒、还尔金、儿康宁、固本咳喘片、组胺球蛋白（亦称抗过敏球蛋白）等。

4．减敏疗法

（1）特异减敏疗法：旧称脱敏疗法，通过小剂量抗原反复注射而使机体对变应原的敏感性降低。需先进行皮试，根据阳性抗原种类及强度确定减敏液起始浓度。该疗法疗效肯定，但影响因素较多，且疗效长，痛苦大，有时难以坚持到底。目前已有进口皮试抗原和脱敏液，安全、有效可应用，但价格较贵。新近还从国外引进百康生物共振变应原检测治疗仪，对哮喘等过敏性疾病有良好疗效。

（2）非特异减敏疗法：所用方法不针对某些具体抗原，但起到抗炎和改善过敏体质作用，常用的如细胞膜稳定剂色甘酸钠、尼多酸钠、曲尼斯特及抗组胺药氯雷他定（开瑞坦）、西替利嗪（仙特明）、阿伐斯汀（新敏乐）等及酮替芬、赛庚啶、特非那定等。氨甲蝶呤、雷公藤总甙、环孢素 A 对防治哮喘亦有较好效果，但因不良反应大，不常规应用。最重要和最常用的药物当属肾上腺皮质激素。主要是吸入给药。

## 五、预后

多数患儿经正规合理治疗可完全控制，像健康儿童一样生活。大部分婴幼儿哮喘随年龄增长逐渐减轻，至 4～5 岁后不再发作，其他患儿在青春期前后随着内分泌的剧烈变化，呈现一种易愈倾向，尤以男孩为著，故至成人期，两性差异不大或女多于男，因此总的预后是好的，但仍有部分患儿治疗无效或死亡。其病死率在日本为 1.3%～6.5%，美国儿童哮喘的死亡率为 1.1/10 万（1972 年），国内 10 年住院儿童哮喘病死率为 0.13%～0.44%。山东省儿童哮喘死亡率为 0.33/10 万。治疗失败的原因为：①医生及家长对哮喘的严重性估计不足，缺乏有效的监测措施。②肾上腺皮质激素用量不足或应用过晚。③治疗不当，如滥用 $\beta_2$ 受体激动剂等。因此死亡中的多数是可避免的。总之不积极治疗、等待自愈和悲观失望、放弃治疗的想法都是不可取的。

# 第四节　细菌性肺炎

## 一、肺炎链球菌肺炎

肺炎链球菌常引起以肺大叶或肺节段为单位的炎症，但在年幼儿童，由于免疫功能尚不成熟，病菌沿支气管播散形成以小气道周围实变为特征的病变（支气管肺炎）。

年长儿童肺炎链球菌肺炎的临床表现与成人相似。可先有短暂轻微的上呼吸道感染症状，继而寒战、高热，伴烦躁或嗜睡、干咳、气急、发绀及鼻翕、锁骨上、肋间隙及肋弓下凹陷等。可伴有铁锈色痰。早期常缺乏体征，多在 2～3 天后出现肺部实变体征。重症患儿可并发感染性休克、中毒脑病、脑水肿甚至脑疝。

　　婴儿肺炎链球菌肺炎的临床表现多变。常先有鼻塞、厌食等先驱症状，数天后突然发热、烦躁不安、呼吸困难、发绀，伴气急、心动过速、三凹征等。体格检查常无特征性，实变区域可表现叩诊浊音、管性呼吸音，有时可闻啰音。肺部体征在整个病程中变化较少，但恢复期湿啰音增多。右上叶累及时可出现颈强直。

　　外周血白细胞计数常增高，达 $15×10^9～40×10^9/L$，以中性粒细胞为主。多数患儿鼻咽分泌物中可培养出肺炎链球菌，但其致病意义无法肯定。如能在抗生素应用前进行血培养或胸腔积液培养，具有一定的诊断意义。X 线改变与临床过程不一定平行，实变病灶出现较肺部体征早，但在临床缓解后数周仍未完全消散。年幼儿童实变病灶并不常见。可有胸膜反应伴渗出。

　　肺炎链球菌肺炎患儿 10%～30% 存在菌血症，但由于抗生素的早期应用，国内血培养阳性率甚低。血清学方法，如测定患儿血清、尿液或唾液中的肺炎链球菌抗原可协助诊断，但也有研究者认为此法无法区别肺炎链球菌的感染和定植。最近有报道通过测定血清 Pneumolysin 抗体，或含有针对肺炎链球菌种特异荚膜多糖、特异荚膜多糖复合物、蛋白抗原 Pneumolysin 抗体的循环免疫复合物进行诊断，但在婴儿，其敏感性尚嫌不足。亦可通过聚合酶链反应检测胸腔积液或血中的肺炎链球菌 DNA 协助诊断。

　　肺炎链球菌肺炎的临床表现无法与其他病原引起的肺炎相鉴别。此外，年长儿右下叶肺炎常由于刺激横膈引起腹痛，需与急性阑尾炎鉴别。

　　肺炎链球菌耐药性问题已引起普遍关注。在一些国家及我国台湾地区耐青霉素菌株已高达 50%～80%。我国内陆各地区肺炎链球菌耐药情况有较大差异。对青霉素敏感株仍可选用青霉素 10 万 U/（kg·d）治疗，但青霉素低度耐药株（MIC 为 $2.0～4.0μg/mL$）应加大青霉素剂量至 10 万～ 30 万 U/（kg·d），以上治疗无效、病情危重或高度耐药者（MIC ＞ 4.0μg/mL）应选用第三代头孢霉素，如头孢噻肟、头孢曲松或万古霉素。

## 二、流感嗜血杆菌肺炎

流感嗜血杆菌（Hi）肺炎常见于 5 岁以下婴儿和年幼儿童。应用特异性免疫血清可将 Hi 分为 a～f 6 型，其中以 b 型（Hib）致病力最强。由于 Hib 疫苗的接种，20 世纪 90 年代以后美国等发达国家 Hib 所致肺炎下降了 95%。近年来也有较多非 b 型 Hi 感染的报道。

本病临床表现无特异性。但起病多较缓慢，病程可长达数周之久。幼婴常伴有菌血症，易出现脓胸、心包炎等化脓性并发症。外周血白细胞计数常中度升高。多数患儿 X 线表现为大叶性或节段性病灶，下叶多受累。幼婴常伴胸膜受累。本病诊断有赖于从血、胸腔积液或肺穿刺液中分离到病菌。由于 Hi 在正常人群的咽部中有一定的携带率，托幼机构中更高，因而呼吸道标本诊断价值不大。

治疗时必须注意 Hi 的耐药问题。目前分离的 Hi 主要耐药机制是产生 β - 内酰胺酶，美国、我国香港等地 Hi 菌株产酶率已高达 30% 以上。国内各地关于氨苄西林耐药率和产酶率差异较大。如对病菌不产酶，可使用氨苄西林，如不能明确其是否产酶，首选头孢噻肟、头孢曲松等。如最初反应良好，可改为口服，疗程为 10 ～ 14 天。在大环内酯类中，阿奇霉素、克拉霉素对 Hi 有较好的敏感性。

## 三、葡萄球菌肺炎

葡萄球菌肺炎多发生于新生儿和婴儿。据报道，100 例患儿中，1 岁以内占 78%，平均年龄 5 个月。金黄色葡萄球（金葡菌）和表皮葡萄球菌均可致病，但以前者致病最强。由于金葡菌可产生多种毒素和酶，具有高度组织破坏性和化脓趋势，因而金葡菌肺炎以广泛出血性坏死、多发性小脓肿形成特点。

临床上以起病急、发展快、变化大、化脓性并发症多为特征。一开始可有 1 ~ 2 天的上呼吸道感染症状，或皮肤疖肿史，病情迅速恶化，出现高热、咳嗽、呻吟、喘憋、气急、发绀，肺部体征出现较早。易出现脓胸、脓气胸、肺大疱等并发症。外周血白细胞计数常明显升高，以中性粒细胞为主。可伴轻至中度贫血。胸片改变特点：发展快、变化多、吸收慢。肺部病灶可在数小时内发展成为多发性小脓肿或肺大疱，并出现脓胸、脓气胸等并发症。X 线改变吸收缓慢，可持续 2 个月或更久。

1 岁以下尤其是 3 月龄以内的小婴儿，如肺炎病情发展迅速，伴肺大疱、脓胸或肺脓肿形成者应高度怀疑本病。在抗生素使用前必须进行痰、鼻咽拭子、浆膜腔液、血液或肺穿刺物的培养。痰或胸腔积液涂片染色可发现中性粒细胞和革兰阳性球菌呈葡萄串链状排列。血清中磷壁酸抗体测定可作为病原学诊断的补充。

合适的抗生素治疗和脓液的引流是治疗的关键。在获取培养标本后应立即给予敏感的杀菌药物，并足量、联合、静脉用药。疗程不少于 4 ~ 6 周，有并发症者适当延长。宜首选耐青霉素酶窄谱青霉素类，如苯唑西林等，可联合头孢霉素类使用。如为耐甲氧西林金葡菌（MRSA）引起，应选用万古霉素治疗。

## 四、链球菌性肺炎

A 组链球菌（GAS）主要引起咽炎等上呼吸道感染，但在出疹性疾病、流感病毒感染等情况下可发生链球菌肺炎，多发生于 3 ~ 5 岁的儿童。B 组链球菌（GBS）则是新生儿肺炎的主要病原。

GAS 所致肺炎与肺炎链球菌肺炎的症状体征相似。常起病突然，以高热、寒战、呼吸困难为特点，也可表现为隐袭起病，过程轻微，表现咳嗽、低热等。

外周血白细胞计数常升高，血抗 O 抗体滴度升高有助于诊断。确定诊断有赖于从胸腔积液、血或肺穿刺物中分离出链球菌。

首选青霉素治疗，临床改善后改口服，疗程 2 ~ 3 周。

## 五、其他革兰阴性杆菌肺炎

常见的革兰阴性杆菌包括大肠埃希菌、肺炎克雷白杆菌、铜绿假单胞菌等。主要见于新生儿和小婴儿，常有以下诱因：①广谱抗生素的大量应用或联合应用。②医源性因素如气管插管、血管插管、人工呼吸机等的应用。③先天性或获得性免疫功能缺陷，如营养不良、白血病、恶性淋巴瘤、长期使用皮质激素或免疫抑制剂等。因而本病多为院内感染。

本病临床过程难以与其他细菌性肺炎鉴别。原有肺炎经适当治疗好转后又见恶化，或原发病迁延不愈，应怀疑此类肺部感染。诊断主要依靠气管吸出物、血或胸腔积液培养结果。

多数革兰阴性杆菌耐药率较高，一旦诊断此类感染，宜首选第三代头孢霉素或复合 β-内酰胺类（含 β-内酰胺酶抑制剂）。如致病菌株产生超广谱 β-内酰胺酶（ESBL），应选用头孢霉素类、复合 β-内酰胺类，严重者选用碳青霉烯类抗生素如亚胺培南。

## 六、沙门菌肺炎

由伤寒、副伤寒、鼠伤寒或其他非伤寒沙门菌引起，发生于沙门菌感染的病程中，较为少见。多发于幼小婴儿。

可表现为大叶性肺炎或支气管肺炎症状。较为特殊的表现为痰常呈血性或带血丝。在沙门菌感染的病程中，如发生呼吸道症状如咳嗽、气急，即使无肺部体征，也应进行摄片。如有肺炎改变应考虑为沙门菌肺炎。

在美国，约 20% 沙门菌株对氨苄西林耐药。如病情严重、耐药情况不明，宜首选第三代头孢霉素，如头孢曲松、头孢噻肟等，如为敏感株感染则可用氨苄西林，或 SMZ-TMP 治疗。

## 七、百日咳肺炎

百日咳肺炎由百日咳杆菌引起，多为间质性肺炎，亦可因继发细菌感染而引起支气管肺炎。患儿在百日咳病程中突然发热、气急，呼吸增快与体温不成比例，严重者可出现呼吸困难、发绀。肺部可闻及细湿啰音，或出现实变体征。剧烈咳嗽有时可造成肺泡破裂引起气胸、纵隔气肿或皮下气肿。

有原发病者出现肺炎症状较易诊断。继发细菌感染者应送检痰培养及血培养。

治疗首选红霉素，10～14天为一疗程。必要时加用氨苄西林或利福平等。有报道用阿奇霉素10mg/（kg·d）5天或克拉霉素10mg/（kg·d）7天亦取得了良好疗效。百日咳高价免疫球蛋白正处于研究阶段，常规免疫球蛋白不推荐使用。

## 八、军团菌肺炎

军团菌病可暴发流行，散发病例则以机会感染或院内感染为主。多见于中老年人，但年幼儿也可发生。

军团菌肺炎是一种严重的多系统损害性疾病，主要表现为发热和呼吸道症状。外周血白细胞计数常明显升高，伴核左移。但由于其临床表现错综复杂，缺乏特异性，与其他肺炎难以区别。确诊必须依靠特殊的化验检查，如应用特殊培养基从呼吸道标本或血、胸腔积液中分离出病菌；应用免疫荧光或免疫酶法测定上述标本中的军团菌抗原或血清标本中的特异抗体。β-内酰胺类抗生素治疗无效有助于本病的诊断。

首选大环内酯类，如红霉素及阿奇霉素、克拉霉素、罗红霉素等，疗程为2～3周。可加用利福平。喹诺酮类和氨基糖苷类虽有较好的抗菌活性，但儿童期尤其是年幼儿童禁用。

## 九、厌氧菌肺炎

厌氧菌肺炎主要为吸入性肺炎，多发生于小婴儿，或昏迷患者。起病大多缓慢，表现为发热，咳嗽、进行性呼吸困难、胸痛，咳恶臭痰是本病的特征。也可有寒战、消瘦、贫血、黄疸等。本病表现为坏死性肺炎，常发生肺脓肿和脓胸、脓气胸。当患儿咳恶臭痰、X线有肺炎或肺脓肿或脓胸时应考虑到本病可能。化验检查常有外周血白细胞计数和中性粒细胞比例的升高。确诊需做气管吸出物厌氧菌培养。

抗生素可选用青霉素、克林霉素、甲硝唑等。应加强支持治疗。脓胸者需及时开放引流。

## 十、L型菌肺炎

L型菌肺炎是临床上难治性呼吸道感染的病原体之一。患儿常有肺炎不能解释的迁延发热，或原发病已愈，找不到继续发热的原因。病情多不重，β-内酰胺类抗生素治疗无效。外周血白细胞计数大多正常。X线改变无特异性，多呈间质性肺炎改变。普通培养阴性，L型高渗培养基上培养阳性可确诊。治疗应采用兼治原型和L型菌的抗生素，如氨苄西林或头孢霉素类加大环内酯类。一般需治疗至体温正常后 10 ～ 14 天，培养阴性为止。

## 十一、肺脓肿

肺脓肿又称肺化脓症，由多种病原菌引起。常继发于细菌性肺炎，亦可为吸入性或血源性感染。由于抗生素的广泛应用，目前已较少见。

起病急剧，有畏寒、高热，伴阵咳、咳出大量脓痰，病程长者可反复咯血、贫血、消瘦等。外周血白细胞计数和中性粒细胞升高，结合X线后前位及侧位胸片，诊断多不困难。痰培养、血培养可明确病原。怀疑金葡菌者宜首选苯唑西林或万古霉素；厌氧菌感染给予青霉素、克林霉素、哌拉西林钠、甲硝唑等。最好根据细菌培养和药物敏感试验结果选用。疗程要足，一般需 1 ～ 2 个月。

# 第五节 病毒性肺炎

## 一、呼吸道合胞病毒性肺炎

呼吸道合胞病毒（RSV）是婴儿下呼吸道感染的主要病原，尤其易发生于 2～4 月龄的小婴儿。一般以冬季多见，持续 4～5 个月。据观察，冬春季节 RSV 感染占 3 岁以下婴幼儿肺炎的 35% 左右。RSV 毛细支气管炎的发病机制尚不明确，但有证据表明，免疫损伤可能参与了其发病过程。

初期上呼吸道感染症状突出，如鼻塞、流涕，继而咳嗽、低热、喘鸣。随病情进展，出现呼吸困难、鼻扇、呼气延长、呼吸时呻吟和三凹征等，易并发急性心力衰竭。年龄小于 2 个月的患儿、低体温、高碳酸血症者易发生呼吸暂停。初期听诊呼吸音减弱、哮鸣音为主，而后可闻细湿啰音。X 线检查见肺纹理增粗或点片状阴影，部分见肺不张或以肺气肿为主要表现。外周血白细胞计数和分类一般无异常。鼻咽部脱落细胞病毒免疫荧光或免疫酶检查，均可在数小时内获得结果。急性期可有 RSV 特异 IgM 升高。年龄小、喘憋出现早是本病的特点，但确诊要靠血清学和病毒学检查。

## 二、腺病毒肺炎

腺病毒肺炎以腺病毒 3 型和 7 型为主。多发生于 6 个月至 2 岁的婴幼儿。近年来发病率已明显降低，病情减轻。起病大多急骤，先有上呼吸道感染症状。随后出现持续高热，咳嗽出现早，呈单声咳、频咳或阵咳，继而出现呼吸困难。肺部体征出现迟，多在高热 3～4 天后出现湿啰音。早期可出现中毒症状和多系统受累表现，如肝、脾肿大、嗜睡或烦躁不安，甚至中毒性脑病。外周血白细胞计数大多轻度减少。X 线改变以肺实变阴影及病灶融合为特点，其范围不受肺叶的限制。约 1/6 的病例可有胸膜炎，病灶吸收较慢，一般要 1 个月或更久。

根据上述临床表现，结合 X 线特点，诊断不难。根据血清学和病毒学检查结果可确诊。

## 三、流感病毒性肺炎

流感病毒性肺炎大多骤起高热，伴明显咳嗽、呼吸困难，肺部可闻细湿啰音。多数患儿有呕吐、腹泻，严重者可出现胃肠道出血、腹胀甚至神经系统症状。X 线检查肺部可有斑片状或大片状阴影。

流行性感冒流行期间，有呼吸道症状和体征；非流行期间持续高热、抗生素治疗无效的肺炎均应考虑到本病可能。确诊有赖于血清学和病毒学检查。

## 四、副流感病毒性肺炎

副流感病毒性肺炎易感对象为 3 个月至 1 岁的婴儿。其发病率仅次于 RSV。多有 3 ～ 5 天的中等程度发热或高热及呼吸困难、哮吼样咳嗽、三凹征、肺部干湿啰音等，但多数患儿表现较轻，一般无中毒症状，病程较短。X 线检查肺野可有小片状阴影。临床上无法与其他病毒性肺炎相区别，根据血清学和病毒学检查结果确定诊断。

## 五、巨细胞病毒性肺炎

巨细胞病毒（CMV）感染各年龄组均可发生，但巨细胞病毒性肺炎以小婴儿居多。因属全身性感染，呼吸道症状常被掩盖。临床上常以呼吸、消化和神经系统症状为主。可有发热、气急、咳喘、腹泻、拒奶、烦躁等，伴肝、脾肿大，重者及新生儿患者可有黄疸、细小出血性皮疹、溶血性贫血等表现。肺部 X 线改变以间质性和小叶性病变为主。可通过测定呼吸道标本中的 CMV、血清中的 CMV 抗原或特异 IgM 确诊。

## 六、麻疹病毒性肺炎

在麻疹过程中多数患儿存在不同程度的肺炎改变。可由麻疹病毒本身引起，常表现为间质性肺炎。在麻疹初期病情很快加重，出现频繁咳嗽、高热、肺部细湿啰音等。在出疹及体温下降后消退。如继发细菌感染，多表现为支气管肺炎。常见致病菌为肺炎链球菌、金黄色葡萄球菌、流感嗜血杆菌等，易并发脓胸或脓气胸。

麻疹发病初期和出疹前出现的肺炎多为麻疹病毒引起，以后则多为继发感染引起的细菌性肺炎。有报道，麻疹相关肺炎中混合感染者占 53%。麻疹流行期间，麻疹易感儿具有肺炎的症状和体征，不管有无皮疹，均应考虑到本病可能。确诊有赖于病毒分离、免疫荧光或免疫酶检测、双份血清抗体测定等方法。

### 七、腮腺炎病毒性肺炎

腮腺炎病毒性肺炎常因其呼吸道症状不明显，易为腮腺肿大及其并发症所掩盖，以及极少进行 X 线肺部检查而漏诊。临床表现大多较轻，一般无呼吸困难和发绀。肺部呈局限性呼吸音粗糙，少数可闻水泡音。外周血白细胞计数多不升高。X 线表现肺野斑片状或大片状阴影，或呈毛玻璃样改变。根据典型腮腺炎表现，加上述 X 线改变，可考虑本病。

### 八、EB 病毒性肺炎

3～5 岁为感染高峰年龄。EB 病毒感染后可累及全身各系统。在呼吸系统可表现为反复间质性肺炎、持续性咽峡炎等。除一般肺炎的症状和体征外，可有时隐时现的咳嗽和反复发热，常伴有肝、脾和淋巴结肿大。胸部 X 线检查以间质性病变为主。急性期外周血白细胞计数常明显增高，以淋巴细胞为主，并出现异常淋巴细胞。确诊常需依赖特异性抗体测定。

### 九、水痘肺炎

水痘肺炎由水痘－带状疱疹病毒引起，为全身性疾病，可发生支气管炎和间质性肺炎。年龄越小越易发生肺炎。多在水痘发生 1 周内，表现咳嗽，肺部有湿性啰音，X 线检查呈现双肺野结节性浸润阴影。水痘患儿如出现呼吸道症状和体征，应考虑本病。部分年幼婴儿，水痘肺炎可出现在皮疹之前，极易误诊和漏诊。因而有明确水痘接触史者，如发生肺炎，亦应考虑本病，并予以隔离。

### 十、肠道病毒所致下呼吸道感染

主要由柯萨奇病毒 B 组和埃可病毒引起。多见于夏秋季，呼吸道症状一般较轻，但婴幼儿肠道病毒感染大多较重，年龄愈小，病情愈重。

常并发其他系统的症状，如腹泻、疱疹性咽炎、皮疹等。

## 十一、轮状病毒性下呼吸道感染

多见于秋冬季寒冷季节。好发于婴幼儿，其呼吸道症状体征常较轻。在轮状病毒感染流行期间，如患儿具有典型秋季腹泻特点，同时有呼吸道症状和体征，应考虑到本病可能。

## 十二、病毒性肺炎的药物治疗

目前尚缺乏理想的抗病毒药物。对呼吸道病毒治疗功效较肯定的仅限于流感病毒神经氨酸酶抑制剂和 $M_2$ 蛋白抑制剂（金刚烷胺、金刚乙胺）及雾化吸入利巴韦林。

### （一）利巴韦林

为广谱抗病毒剂，已广泛用于各类病毒性感染。早期应用雾化吸入或静脉给药，有一定疗效，但对重症病毒性肺炎单独使用作用尚不可靠。10～15mg/（kg·d），必要时 30～40mg/（kg·d），分 2 次静脉滴注，也可肌内注射，或 0.1% 溶液喷雾吸入，国外主要通过雾化吸入治疗严重 RSV 感染。

### （二）金刚烷胺或金刚乙胺

可用于流感病毒 A 感染的防治。后者活性比前者强，呼吸道药物浓度亦较高。但由于神经系统不良反应、对 B 型流感病毒无效及耐药株的出现，限制了其在临床的应用。

### （三）神经氨酸酶抑制剂

是一类新型的抗流感病毒药物。目前已用于临床的神经氨酸酶抑制剂包括扎那米韦、奥司他韦（达菲），可选择性抑制 A 型和 B 型流感病毒的神经氨酸酶活性，从而改变病毒正常的凝集和释放功能，减轻受感染的程度，缩短病程。前者只能吸入给药，因而婴幼儿患者常无法使用。奥司他韦则口服给药，每次儿童 2mg/kg，2 次 / 天。

### （四）免疫球蛋白

近年来有报道 RSV 免疫球蛋白静脉使用可显著减轻病情、缩短住院时间，取得较好疗效。

### （五）干扰素

可使受感染细胞转化为抗病毒状态，不断生成具有高度抗病毒活性的蛋白质，从而发挥抗病毒作用。可肌内注射、静脉注射或静脉滴注，也可滴鼻或喷雾吸入。

### （六）阿昔洛韦（无环鸟苷）

主要适用于单纯疱疹病毒、水痘－带状疱疹病毒及 CMV 感染者。一般情况下每次 5mg/kg，静脉滴注，3 次 / 天，疗程 7 天。

### （七）更昔洛韦（丙氟鸟苷）

是抑制 CMV 作用较强的药物。诱导期 10mg/（kg·d），2 次 / 天，连用 14 ～ 21 天，静脉滴注；维持量 5 ～ 7.5mg/（kg·d），1 次 / 天，每周 5 ～ 7 次，静脉滴注，或每次 5 ～ 10mg/kg，2 次 / 天，口服。

### （八）其他

白细胞介素 -2（IL-2）、胸腺素、阿糖腺苷、双嘧达莫、聚肌胞、泰瑞宁和丙基乙磺酸及中药制剂。

## 第六节　支原体肺炎

支原体肺炎由肺炎支原体（MP）引起。多见于儿童和青少年，但近年来发现婴幼儿并非少见。全年均可发病，以秋、冬季多见。北京首都儿科研究所报道，支原体肺炎占住院儿童肺炎的 19.2% ～ 21.9%。北美和欧洲的研究表明，支原体肺炎占肺炎的 15.0% ～ 34.3%，并随年龄增长而增多。

## 一、病因

该病病原体为 MP，它是介于细菌和病毒之间的一种微生物，能在细胞外独立生活，具有 RNA 和 DNA，但没有细胞壁。

## 二、临床表现

潜伏期一般为 2～3 周。一般起病较缓慢，但亦有急性起病者。患儿常有发热、畏寒、头痛、咽痛、咳嗽、全身不适、疲乏、食欲缺乏、恶心、呕吐、腹泻等症状，但鼻部卡他症状少见。体温多数在 39℃左右，热型不定。咳嗽多较严重，初为干咳，很快转为顽固性剧咳，有时表现为百日咳样咳嗽，咳少量黏痰，偶见痰中带血丝或血块。婴幼儿可表现为憋气，年长儿可感胸闷、胸痛。年长患儿肺部常无阳性体征，这是本病的特点之一。少数病例呼吸音减弱，有干、湿啰音，这些体征常在 X 线改变之后出现。此外，可发生肺脓肿、胸膜炎、肺不张、支气管扩张症、弥漫性间质性肺纤维化等。本病尚可并发神经系统、血液系统、心血管系统、皮肤、肌肉和关节等肺外并发症，如脑膜脑炎、神经根神经炎、心肌炎、心包炎、肾炎、血小板减少、溶血性贫血、噬血细胞综合征及皮疹，尤其是 Stevens-Johnson 综合征。多发生在呼吸道症状出现后 10 天左右。

## 三、辅助检查

X 线胸部摄片多表现为单侧病变，大多数侵犯下叶，以右下叶为多，常呈淡薄片状或云雾状浸润，从肺门延伸至肺野，呈支气管肺炎的改变。少数呈均匀的实变阴影，类似大叶性肺炎。有时两肺野可见弥漫性网状或结节样浸润阴影，呈间质性肺炎的改变。大部分患儿有肺门淋巴结肿大或肺门阴影增宽，有时伴胸腔积液，肺部 X 线变化较快也是其特点之一。

外周血白细胞计数大多正常，但也有白细胞减少或偏高者。血沉轻、中度增快。抗 "O" 抗体滴度正常。部分患儿血清转氨酶、乳酸脱氢酶、碱性磷酸酶增高。早期患儿可用 PCR 法检测患儿痰等分泌物中 MP-DNA，亦可从痰、鼻分泌物、咽拭子中分离培养出 MP。血清抗体可通过补体结合试验、间接血球凝集试验、酶联免疫吸附试验、间接免疫荧光试验等方法测定，或通过检测抗原得到早期诊断。冷凝集试验 > 1 ∶ 32 可作为临床诊断的参考。

### 四、诊断

根据以下临床特征可初步诊断：①多发年龄 5～18 岁。②咳嗽突出而持久。③肺部体征少而 X 线改变出现早且严重。④用青霉素无效，红霉素治疗效果好。⑤外周血白细胞计数正常或升高。⑥血清冷凝集阳性。确诊必须靠从呼吸道分泌物中检出 MP 及特异性抗体 IgM 检查阳性。早期诊断法有 ELISA 法、单克隆抗体法检测 MP 抗原、特异 IgM 及 PCR 法检测 DNA 等。

### 五、治疗

首选大环内酯类抗生素如红霉素，疗程一般较长，不少于 2 周，停药过早易于复发。近年来研究表明新合成的大环内酯类抗生素阿奇霉素、克拉霉素等具有与红霉素同等的抗菌活性，而且耐受性较好。

对难治性患儿应关注并发症如胸腔积液、阻塞性甚至坏死性肺炎的可能，及时进行胸腔穿刺或胸腔闭锁引流，必要时进行纤维支气管镜下支气管灌洗治疗。近年来，有人认为重症 MP 肺炎的发病可能与人体免疫反应有关，因此，对急性期病情较重者，或肺部病变迁延而出现肺不张、肺间质纤维化、支气管扩张者，或有肺外并发症者，可应用肾上腺皮质激素口服或静脉用药，一般疗程为 3～5 天。

# 第四章　循环系统疾病

## 第一节　房间隔缺损

### 一、概述

房间隔缺损（ASD）在成人先天性心脏病中居首位，在儿科中占所有先天性心脏病的 6% ～ 10%，女性发病率多于男性，约为 2：1。可以单独存在，也可以并发其他畸形如肺静脉异常连接、肺动脉瓣狭窄及二尖瓣裂缺等。房间隔缺损有原发孔型和继发孔型，以继发孔型多见。继发孔房间隔缺损可分为四个类型。

#### （一）卵圆孔型或中央型缺损

此为临床上最常见的类型，占 75%。缺损呈椭圆形，长约 2 ～ 4cm，位于冠状窦的后上方，周围有良好的边缘，缺损距离传导系统较远，容易缝合。个别病例的缺损呈筛孔形。

#### （二）下腔静脉型缺损

此类型占 2%。缺损位于卵圆窝的后下方，右心房与下腔静脉连接处，位置较低，下缘缺如。

#### （三）上腔静脉型缺损

位于卵圆窝的后上方，右心房与上腔静脉的交界处。缺损一般不大，约为 1.5 ～ 1.75cm，其下缘为明显的新月形房间隔，上界缺如，常和上腔静脉连通，使上腔静脉血流至左、右两侧心房。这类病例几乎都伴有右上肺静脉异常回流。

### （四）混合型

兼有上述两种以上的缺损，较少见。

房间隔缺损分流量除与缺损大小有关外，主要取决于左、右心室的相对顺应性和体肺循环的相对阻力。右心室壁薄，顺应性比左心室好，充盈阻力小，因此舒张期及收缩早期在房间隔缺损部位均有左向右分流。新生儿及婴儿早期，由于左、右两侧心室充盈压相似，通过房间隔缺损的分流量受到限制；随着体循环阻力增加，肺阻力和右心室压力降低，心房水平左向右的分流增加，引起右心房、右心室和肺动脉扩大，左心房、左心室和主动脉则较小。大型房间隔缺损心房水平存在大量左向右分流，右心房同时接受腔静脉回流血和左心房分流血，导致右心室负荷过重，肺循环血流量可为体循环的 2～4 倍；肺循环血流量增加可导致肺小动脉发生痉挛，内膜和中层逐渐增生、增厚，管腔变窄，使肺动脉压力增高。当右心房压力增高超过肺血管容量限度时，右心房内的部分血液可逆流入左心房，形成右向左分流，临床上产生青紫现象。

## 二、诊断

### （一）病史

症状出现的早晚及轻重与缺损大小和分流量有关。缺损小，分流量小者，可长期没有症状，常在患儿入幼儿园或上学体检时始被发现。一般到了成年期，大多在 21～40 岁之间出现症状。缺损大，分流量大者，症状出现较早，易患呼吸道感染。因体循环血量不足影响生长发育，患儿体格瘦小、乏力、多汗、活动后气急，并因肺循环充血而易患支气管炎、肺炎。当小儿哭闹、患肺炎或心力衰竭时，右心房压力可以超过左心房，出现暂时性右向左分流呈现青紫。成人可继发肺动脉高压发生持续发绀和右心衰竭。

## （二）查体

房间隔缺损属左向右分流的先天性心脏病，肺血增多，小儿易患呼吸道感染，生长发育因体循环血流量减少而缓慢。杂音在胸骨左缘最响。缺损小、分流量少者，症状可不明显。小型房间隔缺损患儿生长发育多正常；大型缺损者生长发育可受限，婴幼儿可出现体重不增、气急等症状，年长儿身材多瘦小。

心脏检查：右心室扩大，心前区较饱满，扪诊可有抬举性搏动，叩诊心浊音界扩大。随着年龄的增长，可使邻近的胸骨和左侧肋骨轮廓显示膨隆饱满，特别在左胸第 2、3 肋间因肺动脉扩张而更加明显。听诊肺动脉瓣区收缩期喷射性杂音和肺动脉第二音固定分裂，对诊断有重要意义。收缩期杂音通常在婴幼儿期较轻或无，年龄越大越明显。杂音的响度多为 Ⅱ～Ⅲ 级，在左侧第 2、3 肋间靠近胸骨边缘处最为响亮，一般不伴有震颤。收缩期杂音的产生并非血流通过缺损所产生，而是由于大量的血液经过肺动脉，引起肺动脉瓣口相对狭窄所引起。肺动脉第二音（$P_2$）的分裂，系右心室大量血液进入肺动脉使肺动脉瓣关闭迟所形成。分流量大者，大量血液经三尖瓣口进入右心室，可在三尖瓣听诊区闻及相对狭窄产生的舒张期隆隆样杂音。肺动脉高压形成后，肺动脉瓣区收缩期杂音可减轻，但第二音更加响亮，而第二音分裂变窄或消失。晚期病例发生右心衰竭时，可有颈静脉怒张、肝大等体征。

## （三）辅助检查

### 1. 常规检查

（1）胸部 X 线检查。主要表现为：①心脏扩大，右前斜位显示右心房和右心室扩大。②肺动脉段突出肺门阴影粗大，肺野充血，在透视下有时可见肺门舞蹈征。③主动脉结缩小。

（2）心电图检查。大部分病例可有电轴右偏、右心室肥大和（或）不完全性右束支传导阻滞，为 rsR′ 型，P－R 间期可延长，为室上嵴肥厚和右心室扩大所致。伴有肺动脉高压者可有右心室劳损。少数可有 P 波高尖。如有电轴左偏，提示为原发孔型房间隔缺损。

2．其他检查

心导管检查：大多数单纯房间隔缺损经超声心动图检查后可明确诊断，而不必进行心导管检查。但对可疑诊断房间隔缺损或考虑伴有严重肺动脉高压时，需要进行心导管检查。采用右心导管造影检查。行导管检查时，需要注意心导管的行程有无异常，心导管由右心房直接插入左心房时，即可明确诊断；同时还要测定各部位的压力和收集各部位的血液，检查其氧含量，从而推算有无分流存在及分流量多少、肺循环压力和阻力的情况，并估计缺损的大小。

（四）诊断标准

房间隔缺损的诊断一般不难。根据临床症状、心脏杂音、X线胸片和心电图检查，往往可以得出初步结论。超声心动图检查一般能明确诊断。部分患者需行心导管检查明确诊断、了解合并畸形。

（五）鉴别诊断

1．原发孔型房间隔缺损

原发孔型房间隔缺损症状出现较早且较严重。心电图除右束支传导阻滞外，因房室结向后下移和右心房扩大，常有Ⅰ度房室传导阻滞，P—R间期延长超过0.20秒，电轴左偏，常在0°～－120°之间。超声心动图检查除了右心房、右心室和肺动脉内径增宽，室间隔与左心室后壁呈同向运动以及三尖瓣活动幅度增大外，尚可见二尖瓣波形异常，二尖瓣根部与缺损之间的残端较短，缺损与心房后壁之间的残端则较长。

2．房间隔缺损伴肺动脉瓣狭窄

房间隔缺损时肺动脉瓣口相对狭窄，产生收缩期杂音，应注意与肺动脉瓣狭窄鉴别，前者肺动脉瓣第二音增强、分裂，后者则减弱；如果房间隔缺损伴有肺动脉瓣狭窄，则收缩期杂音更加响亮而粗糙，并常能扪及收缩期震颤，但肺动脉第二音反而减弱，甚至消失。超声心动图对鉴别诊断有重要价值。

3．肺静脉异常连接

均有房间隔缺损存在，多于新生儿期或出生后 1 个月左右出现症状，表现为呼吸急促、喂养困难，且常并发心力衰竭，患儿多于 3 ～ 4 个月内死亡。有肺静脉梗阻者，出生后不久即有青紫。超声心动图显示肺静脉部分或完全不与左心房连接，而直接或借道体静脉间接回流入右心房。

## 三、治疗

单纯性房间隔缺损有明显症状或无症状但肺循环血流量为体循环血流量的 1 倍以上者，均应在 2 ～ 6 岁实施手术或介入治疗。婴幼儿症状明显并有心力衰竭者可早期手术治疗。手术或介入治疗疗效是肯定的。

## 四、预后

多数患者治疗后，症状消失，肺动脉瓣区收缩期杂音明显减轻或消失，胸片和心电图明显改善。患者日常活动多能恢复正常。

一般来说，继发孔型房间隔缺损预后较其他先天性心脏病为佳，其自然病程大致为：幼年或少年期活动多如常，青年期渐有活动后气急，至中年有呼吸困难、心房扑动、心房颤动和心力衰竭。平均寿命约为35 岁。

# 第二节　室间隔缺损

## 一、概述

室间隔缺损（VSD）是小儿先天性心脏病常见的类型之一，约占20% ～ 57%。可单独存在，亦可与其他心脏畸形并存，如法洛四联症、大动脉转位、完全性房室隔缺损、三尖瓣闭锁和主动脉弓离断等。

室间隔各部分的胚胎发育来源不同。在胚胎发育第 4 周时，心管即有房、室之分。第 5 至 7 周时，在房间隔形成的同时，心室底部出现原始室间隔肌部，将左、右心室分开，所留未分隔部分称为室间孔；第 7 周末伸长的圆锥间隔、背侧的心内膜垫以及原始室间隔肌部发育相互融合将室间孔关闭，形成室间隔的膜部，此时，左、右心室完全隔开。若各部位室间隔在胚胎期发育不全或融合不好则出现相应部位的室间隔缺损。

室间隔缺损的分类方法较多，迄今尚没有统一。临床多依据室间隔缺损的部位、大小及其与邻近重要组织结构如传导束、三尖瓣和主动脉瓣的关系等分类，这对手术或介入治疗等有很好的指导意义。

### （一）膜周部室间隔缺损

此类型病症最多见，约占 60%～70%。缺损常超过膜部室间隔范围延及邻近圆锥间隔和小梁部间隔之间。缺损产生的原因既有交界融合不全，又有该部间隔本身的缺损，根据缺损延伸部位可分为：

1. 膜周流入道型：膜部缺损向流入道部室间隔延伸。缺损的后缘为二尖瓣与三尖瓣连接部；前下缘为肌部室间隔嵴；上缘为圆锥间隔。

2. 膜周小梁部型：膜部缺损向心尖方向小梁部室间隔延伸，缺损的后缘为二尖瓣与三尖瓣连接部；下缘为流入道室间隔；前缘为小梁部室间隔；上缘为圆锥部室间隔。

3. 膜周流出道型：膜部室间隔缺损向流出道室间隔延伸。缺损的后缘为二尖瓣与三尖瓣连接部；前缘上部为圆锥部室间隔；前缘下部为小梁部室间隔。

### （二）肌部室间隔缺损

缺损的边缘均为室间隔的肌肉，膜部室间隔完整，约占 15%～25%。依据与邻近结构的关系分为：

1. 肌小梁部型缺损：可在小梁部室间隔的任何部位，单个或多个，也可并发膜周型缺损。

2. 肌部流入道型缺损：位于流入道部室间隔肌部。

3. 肌部流出道型缺损：位于流出道室间隔肌部，有部分肌肉与肺动脉分隔。

### （三）双动脉瓣下型室间隔缺损

缺损位于流出道，缺损的上缘为主动脉瓣环与肺动脉瓣环连接处，无肌肉组织。此类缺损的发生主要是由于漏斗部间隔各部融合不全所致，故缺损均位于融合线上。面积较大的主动脉瓣下缺损，可产生主动脉右冠瓣叶脱垂，造成主动脉关闭不全。该型约占 3%～6%，但东方人发生率较高。

血流动力学改变主要取决于缺损的分流量、右心室的顺应性及肺循环阻力的改变。分流量的多少与缺损大小有关：小型缺损左向右分流量小，肺循环和体循环的血流比值约为 1.5 : 1。中等型缺损左向右分流量大，肺循环和体循环的血流比值约为 2 : 1～3 : 1。大型缺损左向右分流量大，肺循环和体循环的血流比值大于或等于 3 : 1～5 : 1。分流产生继发的血流动力学改变：右心室壁薄，呈圆形，其顺应性较左心室大，为低压容量腔，对容量负荷（前负荷）增加的耐受性好，但对压力负荷（后负荷）增加的耐受性差；左心室壁厚，为圆锥形，其顺应性远较右心室差，为高压腔，对压力负荷的耐受性好，但对容量负荷的耐受性很差。因此，室间隔缺损左向右分流首先导致左心室扩大，只有在肺动脉压力（右心室后负荷）增加后才出现右心室肥大。

小型缺损者，因分流量小，所引起的肺血管继发性改变不明显。大型缺损分流量大，肺血流量远较体循环多，早期肺血管痉挛，阻力增加，肺动脉压可升高至体循环水平；久之，肺动脉管壁的肌层逐渐肥厚，内膜纤维化，管腔变窄导致梗阻性肺动脉高压，出现双向分流甚至右向左分流，临床出现发绀，称之为艾森门格综合征。大型缺损者，可能 2～3 岁时就出现严重肺动脉高压。

10% 左右的婴幼儿可由于大量左向右分流发生充血性心力衰竭；部分患者由于血流冲击致心内膜受损，细菌等病原微生物滞留在受损处而产生感染性心内膜炎。膜部缺损边缘的心内膜可发生继发性纤维化，压迫邻近传导束，产生完全性或不完全性传导阻滞。

## 二、诊断

### （一）病史

小型缺损分流量较少，一般无明显症状；缺损较大，分流量较多者，可有生长发育迟缓，活动耐力差、气急，反复出现呼吸道感染，10% 的患者出现充血性心力衰竭。如果病情发展出现肺动脉阻力增高使分流量减小，肺部感染等发生次数减少，但气急、心悸、活动受限更为明显，并可出现发绀。这些患者往往在新生儿后期和婴儿期即可出现症状，如喂养困难，进乳时气急、苍白、多汗，体重不增，反复出现呼吸道感染，出生后半年内常出现充血性心力衰竭。

### （二）查体

小型缺损生长发育多正常，大型缺损生长发育落后。出现动力型肺动脉高压时，哭闹后口唇发绀，严重肺动脉高压安静时即有明显发绀。分流量较大肺动脉高压者，扩大的右心室将胸骨推向前方致胸廓呈鸡胸样。杂音通常于出生后 1 周内出现，少数于出生 2～3 周时才出现。通常在胸骨左缘第三、四肋间闻及全收缩期Ⅲ～Ⅳ级杂音，可向心前区传导，亦可在左肩胛与脊柱间闻及。高位室间隔缺损杂音最响部位在胸骨左缘第二、三肋间。此外，尚可在心尖部听到相对性二尖瓣狭窄所致的舒张期隆隆样杂音。有肺动脉高压者收缩期杂音减轻或者消失，肺动脉瓣区可听到第二心音亢进、分裂。

### （三）辅助检查

1. 常规检查

（1）X 线检查：缺损小者，心脏和大血管的形态正常。缺损中等、分流量大者，左心室由轻度到显著扩大，主动脉结小，肺动脉段突出，肺血管纹理增粗。缺损较大、分流量大者，则肺动脉段明显扩张，肺充血明显，可见肺门舞蹈征，左、右心室均扩大，左心房亦可增大。艾森门格综合征者，原来扩大的心影缩小，而肺动脉段显著扩张，肺门血管影亦随扩大，但周围肺血管纹理减少。

（2）心电图检查：小型缺损者，心电图多正常，可有左侧心前导联R波电压增高、T波高耸，表示左心室的负荷轻度增加；右心室有轻度负荷增加时，则 $V_1$ 呈 rSR′ 型。缺损较大、肺血管阻力升高者，右侧心前导联显示高R波；当左、右心室峰压相等时，右侧心前导联R波的上升支有切迹，S波可加深，同时P波增宽、有切迹，表示左心房肥大。艾森门格综合征患者，心电图以右心室肥大和劳损为主，右侧心前导联R波高大、有切迹，左侧心前导联没有过度负荷，相反R波低于正常，Q波消失，而S波很深。

（3）超声心动图检查：二维超声可见室间隔回声中断，左心室扩大，室间隔和左心室后壁运动幅度增大，二尖瓣开放幅度和舒张关闭斜率增大等。二维彩色多普勒可显示分流及分流量的大小，估测肺动脉压力等。

2．其他检查

心导管检查：心导管检查适合有重度肺动脉高压、主动脉瓣脱垂、继发型漏斗部狭窄等患者。一般按肺动脉压与体动脉压的比值判断肺动脉压升高程度：小于40%为轻度，40%～70%之间为中度，超过70%为重度。根据肺动脉压和心排血指数换算出肺血管的阻力，肺小动脉压正常小于16（kPa•s）/L，肺血管总阻力小于24（kPa•s）/L。肺循环血流量的多少，能反映出分流量的大小和肺、体循环阻力的差异，比值大于2.0者为高分流量，介于1.3～2.0之间者为中等分流量，小于1.3者为低分流量。血氧含量测定右心室高于右心房。一般不需要心血管造影，当有重度肺动脉高压需与并发动脉导管未闭鉴别、明确有无多个室间隔缺损，或需要了解主动脉瓣脱垂情况时可以进行选择性造影检查。

（四）诊断标准

根据病史、心脏杂音、X线胸片和心电图检查，再结合超声心电图检查，一般可明确室间隔缺损诊断。少数病例需要心导管检查和心血管造影加以明确。

（五）鉴别诊断

1. 肺动脉狭窄

小型室间隔缺损位于室上嵴和肺动脉瓣之间或肺动脉瓣下者，杂音容易与肺动脉狭窄混淆，但后者肺动脉瓣区第二心音减弱。X 片胸片显示肺血减少。

2. 继发孔房间隔缺损

收缩期吹风样杂音较柔软，部位在胸骨左缘第 2 肋间，多半无震颤。心电图显示不完全右束支传导阻滞或右心室肥大，而无左心室肥大，可与高位室间隔缺损鉴别。

3. 动脉导管未闭

一种情况是，高位室间隔缺损并发主动脉瓣脱垂和关闭不全者，易与典型动脉导管未闭混淆。前者杂音为双期，后者为连续性；前者 X 线胸片主动脉结不明显，后者增大。另一种情况是，动脉导管未闭伴有肺动脉高压时，仅有收缩期震颤和杂音者，与高位室间隔缺损鉴别较为困难。前者杂音位置较高，X 线胸片主动脉结显著。较可靠的鉴别方法是超声心动图检查或逆行主动脉造影。

4. 其他

室间隔缺损伴重度肺动脉高压时，应与其他发绀型先天性心脏病如法洛四联症、大动脉转位伴有室间隔缺损等先天性畸形相鉴别。超声心动图检查一般可以鉴别，必要时行心导管检查和心血管造影检查。

## 三、治疗

（一）内科治疗

主要是对室间隔缺损并发症的防治和手术前的准备。对大型室间隔缺损伴分流量大、反复肺部感染和心力衰竭者，积极控制肺部感染的同时，用洋地黄类药物、利尿剂及扩血管药物改善心功能。对有龋齿、扁桃体炎等的患者应清除可能诱发心内膜炎的一切因素；对病情严重者，创造条件进行手术治疗。

### （二）手术治疗

小型缺损而无症状或缺损有自然闭合倾向，症状逐渐减轻者，暂不手术，进行观察。缺损小到中等大小，症状轻，无肺动脉高压，而肺循环与体循环血流比值在 2：1 左右，随访中心脏杂音、心电图和胸片变化不大者，可等到学龄前施行手术；如在观察期间，肺动脉压升高，心脏杂音变短，心尖区舒张期杂音变低或消失者，应提早手术。大型缺损的新生儿或婴幼儿，分流量大，有反复呼吸道感染，严重充血性心力衰竭，药物不易控制者，应创造条件进行手术。室上嵴型室间隔缺损，主张早期治疗。肌部缺损单发者随着生长发育和肌束肥厚，有可能自行愈合，一般不主张手术。预后与手术年龄、有无肺动脉高压和肺血管阻力，病期早晚、围术期处理等有关。在术前就有严重肺动脉高压，而在术后持续不下降甚至加重者，常在术后 3 ～ 10 年死亡。年龄愈小，肺血管阻力愈低，则预后相对好。

### 四、预后

大型室间隔缺损者，在出生后 2 ～ 3 周内可因肺循环血量增加，肺充血加重，导致急性左心衰竭、肺淤血水肿而死亡。也有出生后肺血管阻力就严重升高丧失手术机会。部分存活至年长期，肺血管阻力严重升高，右向左分流，形成艾森门格综合征而失去手术机会。对于缺损较小患儿，随着年龄的增长和心脏的发育，缺损相对变小，再加上缺损边缘部分为瓣膜所覆盖或纤维化，左向右分流逐渐减少，终身无症状或症状不明显。此外有 40% 左右的膜周部或肌部室间隔缺损可能自行闭合，6 岁以上闭合的机会较少。

# 第三节　动脉导管未闭

## 一、概述

动脉导管未闭（PDA）为小儿先天性心脏病常见类型之一，占 15%。女性较男性多见，男女之比约为 1：2，约 10% 伴有其他心脏畸形如室间隔缺损、房间隔缺损、二尖瓣关闭不全、肺动脉狭窄、肺动脉闭锁、法洛四联症、主动脉瓣狭窄、主动脉弓离断等。早产儿发生动脉导管未闭者较多见，体重低于 1 200g 者发病率可高达 80%，高原地区发生率相对较平原地区高 30 倍。

胎儿动脉导管从第六鳃弓背部发育而来，构成胎儿血循环主动脉、肺动脉间的生理性通道。胎儿期肺泡全部萎陷，不含空气，且无呼吸活动，因而肺血管阻力很大，故右心室排出的静脉血，大都不能进入肺循环进行氧合。由于肺动脉压力高于主动脉，因此，进入肺动脉的大部分血液经动脉导管流入主动脉再经脐动脉送达胎盘，在胎盘内与母体血液进行代谢交换，然后纳入脐静脉回流入胎儿血循环。婴儿出生后，动脉导管的闭合分为两期：第一期为功能闭合期，婴儿出生啼哭后肺泡膨胀，肺血管阻力随之下降，肺动脉血流直接进入肺脏，建立正常的肺循环，血氧含量升高，结果促使导管平滑肌环形收缩，管壁黏性物质凝固，内膜突入管腔，导管发生功能上闭合，一般在出生后 10 ～ 15 小时内完成，但在 7 ～ 8 天内有潜在性再开放的可能。第二期为解剖性闭合期。动脉导管管腔内膜垫弥漫性纤维增生，最后管腔完全封闭，形成纤维化导管韧带，8 周内约 88% 的婴儿完成解剖性闭合。

前列腺素是动脉导管启闭的重要因素。研究发现，一方面，动脉导管平滑肌对前列腺素的敏感性随孕期的增加而降低，足月儿在出生后对前列腺素的反应即消失。另一方面，胎儿时期动脉导管的血氧分压低，成熟胎儿出生后呼吸建立氧分压升高，则促使导管收缩。随着胎龄增高，对血氧增高的动脉导管收缩程度增加，引起动脉导管收缩所要求的血氧分压降低。前列腺素在胎盘内合成，在肺内失活。因此，出生后前列腺素浓度迅速下降促使导管关闭。这种变化在早产儿身上则显著不同，与早产儿动脉导管开放有关。

动脉导管通常位于降主动脉近端距左锁骨下动脉起始部 2～10mm 处，靠近肺总动脉分叉或左肺动脉起始处，其上缘与降主动脉连接成锐角（＜45°）。导管的长度一般为 5～10mm，直径则由数毫米至 1～2cm。其主动脉端开口往往大于肺动脉端开口，形状各异，大致可分为 5 型：①管状，外形如圆管或圆柱，最为常见。②漏斗状，导管的主动脉侧往往粗大，而肺动脉侧则较狭细，因而呈漏斗状，也较多见。③窗状，管腔较粗大但缺乏长度，酷似主肺动脉吻合口，较少见。④哑铃状，导管中段细，主、肺动脉两侧扩大，外形像哑铃，很少见。⑤动脉瘤状，导管本身呈瘤状膨大，壁薄而脆，张力高，容易破裂，极少见。

动脉导管血流分流量的多少取决于导管的粗细、肺血管阻力的大小以及主、肺动脉压力阶差。导管越粗，动脉压力阶差越大则分流量越大；反之则分流量越小。婴儿出生后肺循环阻力和肺动脉压力下降，而主动脉压力无论收缩期还是舒张期均高于肺动脉，故血流方向由压力高的主动脉流向压力较低的肺动脉。由于肺动脉同时接受来自右心室和动脉导管分流来的血液，因而肺血流量增加，从肺静脉回流入左心房和左心室的血流也相应增多，容量负荷增大，使左心房、左心室扩大。肺动脉压力正常时，动脉导管分流不增加右心室负荷。导管粗大分流量大者，肺循环血量增加后将使肺血管阻力增大，右心排血的阻力也随之增大，右心室压力负荷加重亦可导致右心肥大增厚。当肺动脉压升高至降主动脉压力，则分流仅发生在收缩期。若肺动脉压升高超过主动脉压时，左向右分流遂消失，产生逆向分流，临床上出差异性发绀：下半身青紫，左上肢轻度青紫，右上肢正常。分流量大者，左心房血量大量增加，流经二尖瓣口的血量过多可产生相对性二尖瓣功能性狭窄。

## 二、诊断

### （一）病史

动脉导管未闭的症状取决于导管的粗细、分流量的大小、肺血管阻力的高低、患者年龄以及并发心内畸形。导管细小者，临床可无症状，直至 20 多岁剧烈活动后才出现气急、心悸等心功能失代偿症状。导管粗大者，患婴症状往往在出生后 2～3 个月肺血管阻力下降后才出现，可产生左心衰竭。发育欠佳，身材瘦小，在劳累后易感到疲乏、心悸。早产儿由于肺小动脉平滑肌较少，血管阻力较早下降，故于第一周即可有症状，往往出现气促、心动过速和呼吸困难等，于哺乳时更为明显，且易患上呼吸道感染、肺炎等。有明显肺动脉高压者，出现头晕、气促、咯血，差异性发绀。若并发感染性心内膜炎，则有发热、食欲不振、出汗等全身症状。心内膜炎在儿童期很少发生，而以青年期多见。

### （二）查体

导管细小者患儿生长发育多正常；粗大者，生长发育可受限。

心脏检查：分流量大的患者，左侧胸廓隆起，心尖搏动增强。胸骨左缘第 2、3 肋间扪及局限性震颤，同时可闻及响亮的连续性机器样杂音，杂音向左锁骨下、左颈部和背部传导。舒张期杂音成分的响度随着肺动脉压的升高而递减，严重肺动脉高压时仅留有收缩期杂音，伴随震颤而见减弱，甚至消失。此外，分流量大者，在心尖区尚可听到相对性二尖瓣狭窄产生的柔和舒张期杂音。肺动脉高压者肺动脉瓣区第二心音亢进，但常被机器样杂音所掩盖。肺动脉高压使肺动脉扩张引起关闭不全者，尚可在胸骨左缘上方听到肺动脉瓣反流的叹息样杂音。婴幼儿期因肺动脉压力较高，主肺动脉压力差在舒张期不显著，往往仅有收缩期杂音；并发肺动脉高压和心力衰竭时，多仅有收缩期杂音。

分流量大者因舒张压下降，脉压增大，可出现周围血管征：脉搏洪大、颈动脉搏动增强、水冲脉、指甲床或皮肤内有毛细血管搏动现象，并可听到枪击音。

### （三）辅助检查

1. 常规检查

（1）胸部 X 线检查：导管细小者心影在正常范围。分流量大者，后前位胸片可示心脏阴影轻至中度扩大，左心缘向下、向左外侧延长，左心房可轻度增大。主动脉结突出可呈漏斗状或逗号形。肺血增多，肺动脉段突出、肺门血管影增粗。肺动脉高压时，右心室有扩大征象。

（2）心电图检查：分流量不大者电轴可以正常或左偏，分流量大者则左心室高电压或左心室肥大，偶有左心房肥大。明显肺动脉高压者则显示左、右心室肥大，严重者，仅有右心室肥大。

（3）超声心动图检查：二维超声心动图可以直接显示沟通主、肺动脉的未闭动脉导管，脉冲多普勒在动脉导管开口处也可探及到典型的连续性湍流频谱。叠加彩色多普勒可见红色流柱出自降主动脉，通过未闭动脉导管沿肺动脉外侧壁向前延伸；重度肺动脉高压超过主动脉压时，可见蓝色流柱自肺动脉经未闭导管进入降主动脉。

2. 其他检查

心导管检查：绝大多数动脉导管未闭经超声心动图检查后可明确诊断。但肺动脉高压、肺血管阻力增加或怀疑有其他并发畸形时仍有必要进行心导管检查。检查发现肺动脉血含氧量如高于右心室 0.6% ～ 1.0%以上者，有诊断意义，提示肺动脉有自左向右分流，且血氧含量差异越大，分流量越大。如右心导管由右心室进入肺动脉继而进入降主动脉可明确诊断。逆行主动脉造影检查对复杂病例的诊断有重要价值。在主动脉根部注入造影剂可见主动脉与肺动脉同时显影，未闭动脉导管也显影。

### （四）诊断标准

凡在胸骨左缘第 2、3 肋间听到响亮的连续性机器样杂音伴局限性震颤，向左胸外侧、颈部或锁骨下传导，心电图示电轴左偏，左心室高电压或肥大，胸片示心影向左向下轻中度扩大，肺部充血，一般即可做出动脉导管未闭的初步诊断；彩色多普勒超声心动图检查加以证实。对可疑病例需行升主动脉造影和心导管检查。导管检查还可测定肺血管阻力判别动力性或梗阻性肺动脉高压，这对选择手术方案有决定性作用。

（五）鉴别诊断

有许多左向右分流心内畸形在胸骨左缘可听到同样的连续性机器样杂音或接近连续的双期心脏杂音，在建立动脉导管未闭诊断前必须予以鉴别。

1. 高位室间隔缺损并发主动脉瓣脱垂

动脉导管粗大并发心力衰竭或肺动脉高压时，患者可仅有收缩期杂音。而高位室间隔缺损收缩期杂音在胸骨左缘第 2～3 肋间处最响。若高位室间隔缺损伴有主动脉瓣脱垂，致主动脉瓣关闭不全，在胸骨左缘第 2～3 肋间还可听到双期杂音，舒张期为泼水样，不向上传导，但有时与连续性杂音相仿，难以区分。彩色多普勒超声心动图可进一步明确诊断，必要时可施行逆行主动脉和左心室造影，前者可示升主动脉造影剂反流入左心室，后者则显示左心室造影剂通过室间隔缺损分流入右心室和肺动脉。据此不难做出鉴别诊断。

2. 主动脉窦瘤破裂

主动脉窦瘤破裂杂音性质为连续性，但部位和传导方向稍有差异；破入右心室者偏下偏外，向心尖传导；破入右心房者偏向右侧传导。主动脉窦瘤破时有突发的休克样症状。彩色多普勒超声心动图显示主动脉窦畸形以及其向室腔和肺动脉或房腔分流即可判明。再加上逆行性升主动脉造影更可确立诊断。

3. 冠状动脉瘘

可听到与动脉导管未闭相同的连续性杂音伴震颤，但部位较低，且偏向内侧。彩色多普勒超声心动图能显示动脉瘘口位置及其沟通的房室腔。逆行性升主动脉造影更能显示扩大的冠状动脉主支或分支的走向和瘘。

4. 主—肺动脉隔缺损

常与动脉导管未闭同时存在，且有相同的连续性杂音和周围血管特征，但杂音部位偏低偏内侧。超声心动图检查可发现其分流部位在升主动脉根部。逆行性升主动脉造影可进一步证实。

5. 冠状动脉开口异位

冠状动脉起源于肺动脉是比较罕见的先天性心脏病。其心脏杂音亦为连续性，但较轻且较表浅。多普勒超声心动图检查有助于鉴别诊断。逆行性升主动脉造影连续摄片显示冠状动脉异常开口和走向以及迂回曲张的侧支循环，可明确诊断。

6. 静脉杂音

颈静脉回锁骨下静脉的流向急转，可产生连续性的呜呜声，但头颈的转动、体位和呼吸均可有影响，压迫颈静脉和平卧可使杂音消失。

## 三、预后

早产儿动脉导管未闭者，常同时伴有呼吸窘迫综合征、坏死性小肠结肠炎、颅内出血、肾功能不全等，动脉导管的存在可进一步加重病情，故往往发生左心衰竭，内科治疗很难奏效，死亡率甚高。足月儿动脉导管未闭，如分流量大，未经治疗第一年有 30% 死于左心衰竭。过了婴儿期，心功能获得代偿，死亡率剧减。能存活至成人者有可能发生充血性心力衰竭、肺动脉高压，严重者可有艾森门格综合征。年长儿分流量不大，可无症状，但未治疗的患者亦有 40% 在 45 岁前死亡。

# 第四节　法洛四联症

## 一、概述

法洛四联症是 1 岁以后小儿最常见的发绀型先天性心脏病，占 12% ～ 14%。1888 年，Fallot 对此症的四种病理特征作了全面的描述。近年来，随着对法洛四联症的病理解剖、病理生理的深入研究，以及心血管外科技术的迅速发展，目前从婴儿到成人均可对该病进行手术治疗，手术死亡率已降至 5% 以下，晚期死亡率为 2% ～ 6%；长期效果满意和良好者的比例达 80% ～ 90%。

法洛四联症是属于圆锥动脉干畸形，在胚胎 5 ～ 6 周时圆锥动脉干的旋转不充分，结果主动脉瓣未能完全与左心室连接，而骑跨在室间隔之上，与左、右心室均相通。由于圆锥隔未能与膜部室间隔和肌部室间隔共同闭合室间孔，而残留主动脉瓣下室间隔缺损。其病理改变包括：右心室流出道狭窄、室间隔缺损、主动脉骑跨和右心室肥厚。最基本的改变是漏斗隔向前、向右移位，导致右心室流出道狭窄或者同时并发肺动脉瓣狭窄，也可能并发肺动脉主干或分支狭窄，程度轻重不一。肺动脉瓣口可闭锁，肺血依靠动脉导管或主动脉侧支，供应。室间隔缺损属于对合不良型，膜周部缺损约占 80%，为大型、非限制性缺损。多发性室间隔缺损约占 3% ～ 4%。主动脉骑跨：主动脉起源于左、右心室，骑跨于室间隔缺损之上。右心室肥厚是肺动脉狭窄的后果，呈进行性改变。在婴幼儿右心室肥厚较轻；年龄愈大肥厚愈重，甚至超过左心室厚度；在成人右心室肥厚严重，常因长期缺氧和供血不足而变硬和纤维化，造成心内修复手术的困难。

法洛四联症常见的并发畸形为房间隔缺损和卵圆孔未闭，其次为右位主动脉弓和永存左上腔静脉，少数并发动脉导管未闭、右位心、完全性房室隔缺损、冠状动静脉瘘等。

因严重低氧血症红细胞增多，血液黏滞度增加，并发症多有脑血栓形成、脑栓塞、脑脓肿，也可出现感染性心内膜炎。

## 二、诊断

### （一）病史

大多数病例于 1 岁以内出现发绀。多见于毛细血管丰富的浅表部位，如唇、指（趾）甲床、球结膜部等。因血氧含量下降，活动耐力差，稍一活动，如哭闹、情绪激动、体力劳动、寒冷等，即可出现气急及青紫加重。肺动脉流出道狭窄或闭锁者，早期即可发生低氧血症。运动后有蹲踞症状，下肢屈曲使静脉回心血流减少，减轻心脏负荷；同时下肢动脉受压，体循环阻力增加，使右向左分流减少，从而使缺氧症状暂时得以缓解。婴儿则喜欢蜷曲体位。2～9个月婴儿可发生缺氧发作，甚至出现晕厥、抽搐等。这是由于肺动脉漏斗部突然发生痉挛，引起一过性肺动脉梗阻。发作频繁时期为生后6～18个月，之后发作减少，可能与侧支循环建立有关。此外，因红细胞增多、血黏稠度高、血流变慢，引起脑血栓，若为细菌性血栓易形成脑脓肿。一般而言，法洛四联症很少发生心力衰竭，如有发生多见于婴儿期伴有轻度肺动脉狭窄并且心室分流主要为左向右分流。

（二）查体

1．生长和发育

严重肺动脉狭窄的患者生长发育缓慢，身高体重低于同龄儿，但智力往往正常。

2．青紫、杵状指（趾）

典型患者全身皮肤发绀，眼结膜充血，咽部及口腔黏膜青紫，牙釉质钙化不良。缺氧持续6个月以上，指（趾）端毛细血管扩张与增生，局部软组织增生、肥大，出现杵状指（趾），呈棒槌状，逐渐加重。严重程度与低氧血症有关。

3．心脏检查

大多数患者无心前区隆起，胸骨左缘扪诊有肥厚右心室的抬举性搏动。听诊肺动脉动脉瓣第二心音的成分往往延长、减弱，甚至听不清楚。如果肺动脉第二心音增强或呈单音者，是主动脉瓣第二心音的成分，在胸骨左缘第3肋间听得最响。而右心室流出道梗阻引起的典型收缩期射血性杂音，常在胸骨左缘第3～4肋间闻及。通常杂音的高低与肺动脉狭窄的严重程度有关。杂音越长、越响，说明狭窄越轻，右心室到肺动脉的血流也越多，发绀越轻。如在胸前部或背部听到传导广泛的连续性杂音时，说明有丰富的侧支循环血管。

### （三）辅助检查

**1. 常规检查**

（1）实验室检查：法洛四联症往往有红细胞计数、血红蛋白和血细胞比容升高，并与发绀轻重成比例。血细胞比容可增加在60%～70%之间，血红蛋白可达170～230g/L；体循环动脉血氧饱和度下降为60%～80%。有严重发绀的患者，血小板计数和全血纤维蛋白原明显减少，血块收缩能力差，有时凝血和凝血因子时间延长。但以上凝血检查的异常大多不影响手术治疗。尿蛋白可阳性，多见于成人，特别是有高血压者。

（2）X线检查：典型者心影大小一般正常，右心房可增大，上纵隔影由于扩大的主动脉弓可以增宽。中重度患者，胸部后前摄片显示肺部血管影细小，右心室肥厚使心尖上翘、圆钝，肺动脉段内凹使心影轮廓呈"靴形"。肺动脉段内凹愈深和肺部血管纹理愈细，提示肺动脉狭窄越重。若双侧肺血管影不对称，提示左、右肺动脉狭窄程度不一致。两肺内有丰富的侧支循环血管所构成的网状结构，说明周围肺动脉发育差。

（3）心电图检查：法洛四联症的心电图特点为电轴右偏和右心室肥厚，且这种改变可以多年无进展，此点与单纯性肺动脉狭窄有所不同。典型法洛四联症的肺部血流减少，左心室腔小，因此左心前导联显示无Q波。轻型患者有双向等量分流者，肺部血流、左心室腔正常，所以左心前导联常有小的Q波或接近正常的R波。无发绀者肺部血流和左心室血流增多，以及左心室腔较大，则左心前导联出现高的R波和T波直立高峰。右心房大在婴幼儿少见，但2/3可在较大儿童出现。

（4）超声心动图检查：二维超声心动图可显示右心室流出道狭窄，肺动脉及其分支发育不良。大型室间隔缺损一般位于三尖瓣下和主动脉瓣下。彩色多普勒血流显像可见室间隔水平双向分流，右心室将血流直接注入骑跨的主动脉。此外，还可以显示右心房和右心室增大，而左心室小。

（5）心导管术和选择性右心室造影检查：心导管术和选择性右心室

造影检查是诊断法洛四联症的重要方法，不仅能确定诊断，而且可了解右心室流出道狭窄的部位、程度，特别是肺动脉狭窄的部位和严重程度以及周围肺动脉发育情况，计算出心内分流部位及分流量。这对制定手术计划、术后估计等都具有重要意义。

选择性右心室造影可显示右心室流出道的病理解剖、室间隔缺损的位置和大小、主动脉骑跨的程度、肺动脉发育情况、冠状动脉畸形和肺部侧支循环等。

2. 其他检查

超高速 CT 和 MRI 检查能对肺动脉干和左、右肺动脉内径进行准确测量，并可直接观察肺动脉的形态及其与主动脉的关系。

（四）诊断标准

根据以下情况一般可以作出诊断：出生后数月出现青紫伴有缺氧发作、蹲踞等；胸骨左缘有收缩期射血性杂音和肺动脉区第二心音减弱；心电图电轴右偏和右心室肥厚；胸片心脏呈靴状影，肺部血管纹理细小；红细胞计数、血红蛋白和血细胞比容升高；动脉血氧饱和度降低；超声心动图显示有肺动脉狭窄、主动脉骑跨和室间隔缺损等。

（五）鉴别诊断

1. 完全性大动脉换位

出生后即出现严重青紫，1～2 周内有心力衰竭，胸片多示肺部血管增多、心影扩大有时呈蛋形。

2. 三尖瓣闭锁

有特征性心电图，电轴左偏－30°以上和左心室肥厚。

3. 右心室双出口并发肺动脉狭窄

症状与法洛四联症极相似，但较少蹲踞，胸片示心影大，但本病与法洛四联症可同时存在。上述病变行超声心动图或心导管造影可进一步明确。

### 三、治疗

严重法洛四联症患者，新生儿期就需要内、外科治疗，包括纠正代谢性酸中毒，用前列腺素保持动脉导管的开放。另外，由于患者血黏度高，在夏天或有吐泻、高热等情况，应注意防止脱水。有感染时及时抗感染治疗，以防感染性心内膜炎发生。有缺氧发作时，即置小儿于胸膝位，并吸氧，发作严重者可皮下或静脉注射吗啡 0.1～0.2mg/kg，或普萘洛尔 0.05～0.1mg/kg，缓解或解除缺氧发作。

婴儿时期施行一期或二期心内修复手术迄今尚有争论。随着体外循环的装置和灌注技术的完善，以及心肌保护方法和手术技巧的改进，愈来愈多的单位主张对有症状的婴儿施行一期心内修复手术。其理由为：①早期手术的结果能保存正常数量的肺泡和促进肺动脉及其周围肺血管正常生长。②随着年龄的增长，右心室纤维组织迅速增生，可导致心律失常和心室功能障碍。③在婴儿进行心内修复可减少室性心律失常的发生率。④晚期室性心律与手术早晚比与手术本身和残留血流动力学的关系更加密切，心肌内纤维组织可产生微折返环，瘢痕组织产生大折返环。一般认为反映肺动脉远端狭窄程度的 McGoon 比值＞1.2 和肺动脉指数即 Nakata 指数 ≥150mm/m$^2$ 时可以考虑一期手术。如两侧肺动脉细小，周围肺动脉纤细并伴有丰富的侧支循环，则应作姑息性手术。

在国内外开展法洛四联症矫正性手术的初期，手术死亡率极高。经过不断提高认识和长期实践，目前手术死亡率已明显下降，疗效明显提高，再较先进的心脏中心法洛四联症手术死亡率仅为 1% 左右。

### 四、预后

未治疗的法洛四联症患者预后差，25% 死于 1 岁以内，40% 死于 3 岁以内，70% 死于 10 岁以内；并发肺动脉闭锁或无肺动脉瓣者有 50% 死于 1 岁以内，这就要求早期在婴儿施行手术。可选择姑息性体—肺分流术增加肺血流量等治疗。

# 第五章　消化系统疾病

## 第一节　胃食管反流病

胃食管反流（GER）是指胃内容物，包括从十二指肠流入胃的胆盐和胰酶等反流入食管甚至口咽部，分生理性和病理性两种。生理情况下，由于小婴儿食管下端括约肌（LES）发育不成熟或神经肌肉协调功能差，可出现反流，往往出现于日间餐时或餐后，又称"溢乳"。病理性反流是由于 LES 的功能障碍和（或）与其功能有关的组织结构异常，以致 LES 压力低下而出现反流，可以发生于睡眠、仰卧位及空腹时，引起一系列临床症状和并发症，即胃食管反流病（GERD）。随着直立体位时间和固体饮食的增多，到 2 岁时 60% 的患儿症状可自行缓解，部分患儿症状可持续到 4 岁以后。脑性瘫痪、唐氏综合征以及其他原因的发育迟缓患儿，有较高的 GER 发生率。

### 一、病因和发病机制

#### （一）抗反流屏障功能低下

① LES 压力降低，是引起 GER 的主要原因：正常吞咽时 LES 反射性松弛，压力下降，通过食管蠕动推动食物进入胃内，然后压力又恢复到正常水平，并出现一个反应性的压力增高以防止食物反流。当胃内压和腹内压升高时，LES 会发生反应性主动收缩，使其压力超过增高的胃内压，起到抗反流的作用。如因某种因素使上述正常功能发生紊乱，

LES 短暂性松弛，即可导致胃内容物反流入食管。②LES 周围组织作用减弱，例如缺少腹腔段食管，致使腹内压增高时不能将其传导至 LES 使之收缩达到抗反流的作用；小婴儿食管角（由食管和胃贲门形成的夹角，即 His 角）较大（正常为 30°～50°）；膈肌食管裂孔钳夹作用减弱；膈食管韧带和食管下端黏膜瓣解剖结构存在器质性或功能性病变；以及胃内压、腹内压增高等，均可破坏正常的抗反流功能。

### （二）食管廓清能力降低

正常食管廓清能力是依靠食管的推动性蠕动、唾液的冲洗、对酸的中和作用、食丸的重力和食管黏膜细胞分泌的碳酸氢盐等多种机制发挥其对反流物的清除作用，以缩短反流物和食管黏膜的接触时间。当食管蠕动减弱或消失，或出现病理性蠕动时，食管清除反流物的能力下降，这样就延长了有害的反流物质在食管内的停留时间，增加了对黏膜的损伤。

### （三）食管黏膜的屏障功能破坏

屏障作用是由黏液层、细胞内的缓冲液、细胞代谢及血液供应共同构成。反流物中的某些物质，如胃酸、胃蛋白酶，以及十二指肠反流入胃的胆盐和胰酶，使食管黏膜的屏障功能受损，引起食管黏膜炎症。

### （四）胃、十二指肠功能失常

胃排空能力低下，使胃内容物及其压力增加，当胃内压增高超过 LES 压力时可使 LES 开放。胃容量增加又导致胃扩张，致使贲门食管段缩短，使其抗反流屏障功能降低。十二指肠病变时，幽门括约肌关闭不全则导致十二指肠胃反流，进而反流入食管。

## 二、临床表现

产生症状和体征的原因，主要是食管上皮细胞暴露于反流的胃内容物中所致。

## （一）呕吐

婴幼儿以呕吐为主要表现。多数患儿于生后第 1 周即出现呕吐，另有部分患儿于生后 6 周内出现症状。呕吐程度轻重不一，多发生在进食后，有时在夜间或空腹时，严重者呈喷射状。呕吐物为胃内容物，有时含少量胆汁，也有表现为溢乳、反刍或吐泡沫。年长儿以反胃、反酸、嗳气等症状多见。

## （二）反流性食管炎

常见症状：①胃灼热，见于有表达能力的年长儿，位于胸骨下段，饮用酸性饮料可使症状加重，服用抗酸剂症状减轻。②咽下疼痛，婴幼儿表现为喂奶困难、烦躁、拒食，年长儿诉吞咽时疼痛，如并发食管狭窄则出现严重呕吐和持续性吞咽困难。③呕血和便血，食管炎严重者可发生糜烂或溃疡，出现呕血或黑便症状。严重的反流性食管炎可发生缺铁性贫血。

## （三）Barrett 食管

由于慢性 GER，食管下端的鳞状上皮被增生的柱状上皮替代，抗酸能力增强，但更易发生食管溃疡、狭窄和腺癌。溃疡较深者可发生食管气管瘘。

## （四）食管外症状

1. 与 GERD 相关的呼吸系统疾病：①呼吸道感染，反流物直接或间接引发反复呼吸道感染、吸入性肺炎及肺间质纤维化。②哮喘，反流物刺激食管黏膜感受器反射性地引起支气管痉挛而出现哮喘。部分发病早、抗哮喘治疗无效、无特应性疾病家族史的哮喘患儿更可能是 GERD 引起。③窒息和呼吸暂停，多见于早产儿和小婴儿。原因为反流所致喉痉挛引起呼吸道梗阻，表现为青紫或苍白、心动过缓，甚至发生婴儿猝死综合征。

2. 营养不良：因呕吐及食管炎引起喂食困难而营养摄取不足所致。主要表现为体重不增和生长发育迟缓、贫血。

3. 其他：如声音嘶哑、中耳炎、鼻窦炎、反复口腔溃疡、龋齿等。部分患儿可出现精神、神经症状：① Sandifer 综合征，是指病理性 GER 患儿于进食后呈现类似斜颈样的一种特殊"公鸡头样"的怪异姿势，同时伴有杵状指、蛋白丢失性肠病及贫血。②婴儿哭吵综合征，表现为易激惹、夜惊、进食时哭闹等。

## 三、辅助检查

### （一）食管钡餐造影

可对食管的形态、运动状况、钡剂的反流和食管与胃连接部的组织结构作出判断，并能观察到是否存在食管裂孔疝等先天性疾患，以及严重病例的食管黏膜炎症的溃疡、狭窄及皱褶等改变。

### （二）食管 pH 动态监测

经鼻孔将微电极放置在食管括约肌的上方，24 小时连续监测食管下段 pH，如有酸性 GER 发生则 pH 下降。通过计算机软件分析可反映 GER 的发生频率、时间、反流物在食管内停留的状况，以及反流与起居活动、临床症状之间的关系，借助一些评分标准，可区分生理性和病理性反流，是目前最可靠的诊断方法。特别是用于一些症状不典型的患者，或用于查找一些症状，如咳嗽、哽噎、喘息、呼吸暂停的原因。还可以同时检测食管、胃双 pH，以判断食管下段 pH 不下降时的碱性 GER 和十二指肠胃食管反流。

### （三）胃—食管放射性核素闪烁扫描

口服或胃管内注入含有 $^{99m}$Tc 标记的液体，应用 γ 照相机测定食管反流量，可了解食管运动功能。

### （四）食管内镜检查及黏膜活检

内镜诊断及分级标准：0 级，食管黏膜无异常；Ⅰ级，黏膜点状或条状发红、糜烂，无融合现象；Ⅱ级，黏膜有条状发红、糜烂并有融合，但小于周径的 2/3；Ⅲ级，黏膜广泛发红、糜烂，融合成全周性或有溃疡。食管黏膜组织活检可发现鳞状上皮基底层细胞增生、肥厚，黏膜固有层乳头延伸进入上皮，上皮层内中性粒细胞、嗜酸性粒细胞、淋巴细胞浸润，甚至黏膜糜烂、溃疡，肉芽组织形成和（或）纤维化。Barrett食管：鳞状上皮由腺上皮取代，出现杯状细胞的肠上皮化生。

### （五）食管胆汁反流动态监测

应用便携式 24 小时胆红素监测仪，将监测探头经鼻孔插入，放置在食管括约肌上方，监测 24 小时，记录平卧、直立、进餐及症状发生的时间，数据以专用软件处理，可提示胆汁反流至食管的十二指肠胃食管反流（DGER）。

### （六）食管动力功能检查

应用低顺应性灌注导管系统和腔内微型传感器导管系统等测压设备了解食管运动情况及 LES 功能。对于 LES 压力正常的患儿应连续测压，动态观察食管的运动功能。

## 四、诊断

GER 临床表现复杂且缺乏特异性，仅凭临床症状有时难以与其他引起呕吐的疾病相鉴别，即使是 GER 也难以区分是生理性或病理性。凡临床发现不明原因反复呕吐、咽下困难、反复发作的慢性呼吸道感染、难治性哮喘、生长发育迟缓、营养不良、原因不明的哭吵、贫血、反复出现窒息、呼吸暂停等症状时，都应考虑到 GER 的可能，针对不同情况，选择必要的辅助检查以明确诊断。

## 五、鉴别诊断

1. 贲门失弛缓症又称贲门痉挛，是指食管下括约肌松弛障碍导致的食管功能性梗阻。婴幼儿表现为喂养困难、呕吐，重症可伴有营养不良、生长发育迟缓。年长儿诉胸痛和胃灼热感、反胃。通过 X 线钡餐造影、内镜和食管测压等可确诊。

2. 以呕吐为主要表现的新生儿、小婴儿应排除消化道器质性病变，如先天性幽门肥厚性狭窄、胃扭转、肠旋转不良、肠梗阻等。

3. 对反流性食管炎伴并发症的患儿，必须排除由于物理性、化学性、生物性等致病因素所引起组织损伤而出现的类似症状。

## 六、治疗

凡诊断为 GER 的患儿，特别是有并发症或影响生长发育者必须及时进行治疗。包括体位治疗、饮食治疗、药物治疗和手术治疗。

### （一）体位治疗

将床头抬高 30°，小婴儿的最佳体位为前倾俯卧位，但为防止婴儿猝死综合征的发生，睡眠时应采取仰卧位及左侧卧位。儿童在清醒状态下最佳体位为直立位和坐位，睡眠时保持左侧卧位及上体抬高，减少反流频率及反流物误吸。

### （二）饮食疗法

以稠厚饮食为主，少量多餐，婴儿增加喂奶次数，缩短喂奶间隔时间，人工喂养儿可在奶中加入淀粉类食物或进食谷类食品。年长儿亦应少量多餐，以高蛋白低脂肪饮食为主，睡前 2 小时不予进食，保持胃处于非充盈状态，避免食用降低 LES 张力和增加胃酸分泌的食物，如酸性饮料、高脂饮食、巧克力和辛辣食品。此外，应控制肥胖，不能吸烟及避免被动吸烟。

### （三）药物治疗

主要基于降低胃内容物酸度和促进上消化道动力，包括促胃肠动力药、抗酸或抑酸药、黏膜保护剂等，但使用时应注意药物的适用年龄及不良反应。

1. 促胃肠动力药：疗程 4 周。能提高 LES 张力，增加食管和胃蠕动，提高食管廓清能力，促进胃排空，从而减少反流和反流物在食管内的停留。如多巴胺受体拮抗剂：多潘立酮，常用剂量为每次 0.2～0.3mg/

kg，每日 3 次，饭前半小时及睡前口服。

2. 抗酸和抑酸药：疗程 8 ～ 12 周。主要作用为抑制酸分泌、中和胃酸以减少反流物对食管黏膜的损伤，提高 LES 张力。①抑酸药，$H_2$ 受体拮抗剂，如西咪替丁、雷尼替丁、法莫替丁、尼扎替丁；质子泵抑制剂，如奥美拉唑、兰索拉唑、埃索美拉唑等。②中和胃酸药，如氢氧化铝凝胶，多用于年长儿。

3. 黏膜保护剂：疗程 4 ～ 8 周。可选用硫糖铝、硅酸铝盐、磷酸铝等。

### （四）外科治疗

及时采用体位、饮食、药物等治疗方法后，大多数患儿症状能明显改善和痊愈。具有下列指征可考虑外科手术：①内科治疗 6 ～ 8 周无效，有严重并发症（消化道出血、营养不良、生长发育迟缓）。②严重食管炎伴溃疡、狭窄或发现有食管裂孔疝者。③有严重的呼吸道并发症，如呼吸道梗阻、反复发作吸入性肺炎或窒息、伴支气管肺发育不良者。④并发严重神经系统疾病。

# 第二节　胃炎和消化性溃疡

## 一、胃炎

胃炎是指由各种物理性、化学性或生物性有害因子引起的胃黏膜或胃壁炎性病变。根据病程分急性和慢性两种，后者发病率高。

### （一）病因和发病机制

#### 1. 急性胃炎

多为继发性，是由严重感染、休克、颅内损伤、严重烧伤、呼吸衰竭和其他危重疾病所致的应激反应（又称急性胃黏膜损伤、急性应激性黏膜病变）。误服毒性物质和腐蚀剂、摄入由细菌及其毒素污染的食物、服用对胃黏膜有损害的药物（如阿司匹林等非甾体抗炎药）、食物过敏、胃内异物、情绪波动、精神紧张和各种因素所致的变态反应等均能引起胃黏膜的急性炎症。

2. 慢性胃炎

是有害因子长期反复作用于胃黏膜引起损伤的结果，儿童慢性胃炎中以非萎缩性（以往称浅表性）胃炎最常见，约占 90% ～ 95%，萎缩性胃炎和特殊类型胃炎少见。病因迄今尚未完全明确，可能与下列因素有关。

（1）幽门螺杆菌（Hp）感染：已证实 Hp 的胃内感染是胃炎的主要病因，在活动性、重度胃炎中 Hp 检出率很高。慢性胃炎的家族聚集倾向也表明了 Hp 在家族成员间的传播。

（2）胆汁反流：各种原因引起胃肠道动力异常，十二指肠胃反流，反流的胆盐刺激降低了胃黏膜对离子通透的屏障功能，使得胃液中氢离子得以反弥散进入胃黏膜引起炎症。

（3）长期食（服）用刺激性食物和药物：如粗糙、过硬、过冷、过热、辛辣的食品，经常暴饮暴食，饮浓茶、咖啡，服用阿司匹林等非甾体抗炎药及类固醇激素类药物。

（4）神经精神因素：持续精神紧张、压力过大，可使消化道激素分泌异常。

（5）全身慢性疾病影响：如慢性肾炎、尿毒症、重症糖尿病、肝胆系统疾病、类风湿关节炎、系统性红斑狼疮等。

（6）其他因素：如环境、遗传、免疫、营养等因素均与发病有关。

（二）临床表现

1. 急性胃炎

发病急骤，轻者仅有食欲不振、腹痛、恶心、呕吐，严重者可出现呕血、黑便、脱水、电解质及酸碱平衡紊乱。有感染者常伴有发热等全身中毒症状。

### 2. 慢性胃炎

常见症状为反复发作、无规律性的腹痛，疼痛经常出现于进食过程中或餐后，多数位于上腹部、脐周，部分患儿部位不固定，轻者为间歇性隐痛或钝痛，严重者为剧烈绞痛。常伴有食欲不振、恶心、呕吐、腹胀，继而影响营养状况及生长发育。胃黏膜糜烂出血者伴呕血、黑便。

### （三）辅助检查

#### 1. 胃镜检查

为最可靠的诊断手段。可直接观察胃黏膜病变及其程度，可见黏膜广泛充血、水肿、糜烂、出血，有时可见黏膜表面的黏液斑或反流的胆汁。Hp 感染时，还可见到胃黏膜微小结节形成（又称胃窦小结节或淋巴细胞样小结节增生）。同时可取病变部位组织进行幽门螺杆菌和病理学检查。

#### 2. 幽门螺杆菌检测

Hp 检测分为侵入性和非侵入性两大类。侵入性需通过胃镜检查取胃黏膜活组织进行检测，包括：①快速尿素酶试验。②组织学检查。③ Hp 培养。非侵入性检查主要有：① $^{13}C$ 尿素呼吸试验。②粪便 Hp 抗原检测。③血清学检测抗 Hp-IgG 抗体。

### （四）病理

#### 1. 急性胃炎

表现为上皮细胞变性、坏死，固有膜大量中性粒细胞浸润，无或极少有淋巴细胞、浆细胞，腺体细胞呈不同程度的变性坏死。

#### 2. 慢性胃炎

非萎缩性胃炎见上皮细胞变性，小凹上皮细胞增生，固有膜炎症细胞主要为淋巴细胞、浆细胞浸润。萎缩性胃炎主要为固有腺体萎缩，肠腺化生及炎症细胞浸润。

### （五）诊断和鉴别诊断

根据病史、体检、临床表现、胃镜和病理学检查，基本可以确诊。

由于引起儿童腹痛的病因很多，急性发作的腹痛必须注意与外科急腹症以及肝、胆、胰、肠等腹内脏器的器质性疾病、腹型过敏性紫癜相鉴别。慢性反复发作的腹痛应与肠道寄生虫病、肠痉挛及功能性腹痛等疾病鉴别。

1. 肠蛔虫症

常有不固定腹痛、偏食、异食癖、恶心、呕吐等消化功能紊乱症状，有时出现全身过敏症状。往往有吐虫、排虫史，粪便查找虫卵，驱虫治疗有效等可协助诊断。随着卫生条件的改善，肠蛔虫症在我国已经大为减少。

2. 肠痉挛

婴儿多见，可出现反复发作的阵发性腹痛，腹部无异常体征，排气、排便后可缓解。

3. 心理因素所致功能性（再发性）腹痛

是一种常见的儿童期心身疾病。原因不明，与情绪改变、生活事件、家庭成员过度焦虑等有关。表现为弥漫性、发作性腹痛，持续数十分钟或数小时而自行缓解，可以伴有恶心、呕吐等症状。临床和辅助检查往往没有阳性发现。

## （六）治疗

1. 急性胃炎

去除病因，积极治疗原发病，避免服用一切刺激性食物和药物，及时纠正水、电解质紊乱。有上消化道出血者应卧床休息，保持安静，监测生命体征及呕吐与黑粪情况。静脉滴注 $H_2$ 受体拮抗剂，PPI 等抑制胃酸药物，口服胃黏膜保护剂，可用局部黏膜止血的方法。细菌感染者应用有效抗生素。

2. 慢性胃炎

（1）饮食治疗：养成良好的饮食习惯和生活规律。饮食定时定量，避免食用刺激性食品和对胃黏膜有损害的药物。

（2）药物治疗：①黏膜保护剂，如碱式碳酸铋、硫糖铝、蒙脱石粉剂等。②抑制胃酸药物，常用西咪替丁、雷尼替丁、法莫替丁等。③胃肠动力药，腹胀、呕吐或胆汁反流者加用多潘立酮、西沙必利、莫沙必利等。④有幽门螺杆菌感染者应进行规范的抗 Hp 治疗（见消化性溃疡的治疗）。药物治疗时间视病情而定。

## 二、消化性溃疡

消化性溃疡主要是指发生在胃和十二指肠的慢性溃疡，即胃溃疡（GU）和十二指肠溃疡（DU）。各年龄儿童均可发病，以学龄儿童多见。婴幼儿多为急性、继发性溃疡，常有明确的原发疾病，GU 和 DU 发病率相近。年长儿多为慢性、原发性溃疡，以 DU 多见，男孩多于女孩，可有明显的家族史。

### （一）病因和发病机制

原发性消化性溃疡的病因与诸多因素有关，确切的发病机制至今尚未完全阐明。目前认为，溃疡的形成是对胃和十二指肠黏膜有损害作用的侵袭因子（酸、胃蛋白酶、胆盐、药物、微生物及其他有害物质）与黏膜自身的防御因素（黏膜屏障、黏液重碳酸盐屏障、黏膜血流量、细胞更新、前列腺素等）之间失去平衡的结果。一般认为，与酸增加有关的因素对十二指肠溃疡的意义较大，而组织防御减弱对胃溃疡有更重要的意义。

1. 胃酸和胃蛋白酶的侵袭力

酸和胃蛋白酶是对胃和十二指肠黏膜有侵袭作用的主要因素。DU 患者基础胃酸、壁细胞数量及壁细胞对刺激物质的敏感性均高于正常人，且胃酸分泌的正常反馈抑制机制亦发生缺陷，故酸度增高是形成溃疡的重要原因。新生儿生后 1～2 天胃酸分泌高，与成人相同，4～5 天时下降，以后又逐渐增高，故生后 2～3 天亦可发生原发性消化性溃疡，因胃酸分泌随年龄而增加，因此年长儿消化性溃疡的发病率较婴幼儿为高。

2. 胃和十二指肠黏膜的防御功能

决定胃黏膜抵抗损伤能力的因素包括黏膜血流、上皮细胞的再生、黏液分泌和黏膜屏障的完整性。在各种攻击因子的作用下，黏膜血液循环及上皮细胞的分泌与更新受到影响，屏障功能受损，发生黏膜缺血、坏死，形成溃疡。

3. 幽门螺杆菌感染

有调查表明 80% 以上 DU 与 50% 以上的 GU 存在 Hp 感染，Hp 被根除后溃疡的复发率即下降，说明 Hp 在溃疡病发病机制中起重要作用。

4. 遗传因素

消化性溃疡的发生具有遗传因素的证据，部分患儿可以有家族史，GU 和 DU 同胞患病比一般人群分别高 1.8 倍和 2.6 倍，单卵双胎发生溃疡的一致性也较高，O 型血的人 DU 发病率较其他血型的人高；2/3 的 DU 患者家族成员血清胃蛋白酶原升高。但其家族史也与 Hp 感染的家族聚集倾向有关。

5. 其他

精神创伤、中枢神经系统病变、外伤、手术后、饮食习惯不当，如暴饮暴食、过冷、油炸食品、气候因素、对胃黏膜有刺激性的药物，如非甾体抗炎药、类固醇激素等，均可降低胃黏膜的防御能力，引起胃黏膜损伤。

继发性溃疡是由于全身疾病引起的胃、十二指肠黏膜局部损害。见于各种危重疾病所致的应激反应。

（二）病理

DU 好发于球部，偶尔位于球后以下的部位，称球后溃疡。多为单发，也可多发。GU 多发生在胃窦、胃窦—胃体交界的小弯侧，少数可发生在胃体、幽门管内。溃疡边缘光整，底部由肉芽组织构成，覆以灰白色纤维渗出物。活动性溃疡周围黏膜常有炎症水肿。溃疡浅者累及黏膜肌层，深者达肌层甚至浆膜层，溃破血管时引起出血，穿破浆膜层时引起穿孔。十二指肠球部因黏膜充血、水肿，或因多次复发后纤维组织增生和收缩而导致球部变形，有时出现假憩室。胃和十二指肠同时有溃疡时称复合溃疡。

### （三）临床表现

由于溃疡在各年龄阶段的好发部位、类型和演变过程不同，临床症状和体征也有所不同，年龄越小，症状越不典型，不同年龄患者的临床表现有各自的特点。

1. 新生儿期

继发性溃疡多见，常见原发病有早产、出生窒息等缺血缺氧、败血症、低血糖、呼吸窘迫综合征和中枢神经系统疾病等。常表现急性起病，呕血、黑便。生后 2～3 天亦可发生原发性溃疡。

2. 婴儿期

继发性溃疡多见，发病急，首发症状可为消化道出血和穿孔。原发性以 GU 多见，表现为食欲差、呕吐、进食后啼哭、腹胀、生长发育迟缓，也可表现为呕血、黑便。

3. 幼儿期

GU 和 DU 发病率相等，常见进食后呕吐，间歇发作脐周及上腹部疼痛，烧灼感少见，夜间及清晨痛醒，可发生呕血、黑便甚至穿孔。

4. 学龄前及学龄期

以原发性 DU 多见，主要表现为反复发作脐周及上腹部胀痛、烧灼感，饥饿时或夜间多发。严重者可出现呕血、便血、贫血。并发穿孔时疼痛剧烈并放射至背部或左右上腹部。也有的仅表现为贫血、粪便潜血试验阳性。

### （四）并发症

主要为出血、穿孔和幽门梗阻，常可伴发缺铁性贫血。消化道出血常常是小儿消化性溃疡的首发症状，重症可出现失血性休克。如溃疡穿孔至腹腔或邻近器官，可出现腹膜炎、胰腺炎等。如炎症和水肿较广泛，可出现急慢性梗阻。

### （五）辅助检查

1. 上消化道内镜检查

是诊断消化性溃疡的首选方法。内镜观察不仅能准确诊断溃疡、观察病灶大小、周围炎症的轻重、溃疡表面有无血管暴露，同时又可采集黏膜活检行病理组织学和细菌学检查，还可以在内镜下控制活动性出血。内镜下溃疡可呈圆形或椭圆形病灶，边界清楚，中央有灰白色苔状物，可分为活动期（A）、愈合期（H）和瘢痕期（S），其中每个病期又可分为 1～2 个阶段。在治疗 6～8 周后还应复查内镜检查以确定溃疡是否愈合。

2. 胃肠 X 线钡餐造影

适用于对胃镜检查有禁忌者。

（1）直接征象：发现胃和十二指肠壁龛影可确诊。

（2）间接征象：溃疡对侧切迹，十二指肠球部痉挛、畸形对本病有诊断参考价值。因儿童溃疡浅表，钡餐通过快，检出率较成人为低，且假阳性率较高，气钡双重对比造影效果较佳。

3. 幽门螺杆菌检测

见胃炎部分。

### （六）诊断和鉴别诊断

儿童消化性溃疡的症状和体征不如成人典型，故对出现剑突下有烧灼感或饥饿痛；反复发作、进食后缓解的上腹痛，夜间及清晨症状明显；与饮食有关的呕吐；反复胃肠不适，且有溃疡病，尤其是 DU 家族史；原因不明的呕血、便血；粪便潜血试验阳性的贫血患儿等，均应警惕消化性溃疡的可能，及时进行内镜检查，尽早明确诊断。以下症状应与其他疾病鉴别。

1. 腹痛

应与肠痉挛、肠蛔虫症、腹内脏器感染、结石、腹型过敏性紫癜等疾病鉴别。

2. 呕血

新生儿和小婴儿呕血可见于新生儿自然出血症、食管裂孔疝等；年长儿需与肝硬化致食管静脉曲张破裂及全身出血性疾病鉴别，有时还应与咯血相鉴别。

3. 便血

消化性溃疡出血多为柏油样便，鲜红色便仅见于大量出血者。应与肠套叠、梅克尔憩室、息肉、腹型过敏性紫癜及血液病所致出血鉴别。

（七）治疗

目的是缓解和消除症状，促进溃疡愈合，防止复发，并预防并发症。

1. 一般治疗

培养良好的生活习惯，饮食定时定量，避免过度疲劳及精神紧张，消除有害因素，如避免食用刺激性食物和药物。如有出血时，应积极监护治疗，以防失血性休克。应监测生命体征，如血压、心率及末梢循环。禁食，同时注意补充足够血容量。如失血严重时应及时输血。必要时可行消化道局部止血（如喷药、胃镜下硬化、电凝治疗）及全身止血。

2. 药物治疗

原则为抑制胃酸分泌和中和胃酸，强化黏膜防御能力，抗幽门螺杆菌治疗。

（1）抑制胃酸治疗：是消除侵袭因素的主要途径，①$H_2$受体拮抗剂（$H_2RI$），可直接抑制组胺、阻滞乙酰胆碱分泌，达到抑酸和加速溃疡愈合的目的。可用西咪替丁，每日 10 ～ 15mg/kg，分 4 次于饭前 10 ～ 30 分钟口服，或每日分 1 ～ 2 次静脉滴注；雷尼替丁，每日 3 ～ 5mg/kg，每 12 小时 1 次，或每晚 1 次口服，或每日分 2 ～ 3 次静脉滴注，疗程均为 4 ～ 8 周。法莫替丁 0.9mg/kg，睡前 1 次口服，或每日 1 次（严重者每 12 小时 1 次）静脉滴注，疗程 2 ～ 4 周。②质子泵抑制剂（PPI），作用于胃黏膜壁细胞，降低壁细胞中的 $H^+$-$K^+$-ATP 酶活性，阻止 $H^+$从细胞浆内转移到胃腔而抑制胃酸分泌。常用奥美拉唑，剂量为每日 0.6 ～ 0.8mg/kg，清晨顿服。疗程 2 ～ 4 周。③中和胃酸的抗酸剂，起缓解症状和促进溃疡愈合的作用。常用碳酸钙、氢氧化铝、氢氧化镁等。

（2）胃黏膜保护剂：①硫糖铝，常用剂量为每日 10 ～ 25mg/kg，分 4 次口服，疗程 4 ～ 8 周。②枸橼酸铋钾，剂量为每日 6 ～ 8mg/kg，分 3 次口服，疗程 4 ～ 6 周。本药有导致神经系统不可逆损害和急性肾衰竭等不良反应，长期大剂量应用时应谨慎，最好有血铋监测。③米索前列醇，即前列腺素样作用，其作用机制可能与刺激黏液和碳酸氢盐分泌，或直接保护胃黏膜上皮的完整性有关。但因其不良反应临床应用较少，罕见儿科应用。

（3）抗幽门螺杆菌治疗：有 Hp 感染的消化性溃疡，需用抗菌药物治疗。临床常用的药物有枸橼酸铋钾；阿莫西林 50mg/（kg·d）；克拉霉素 15 ～ 20mg/（kg·d）；甲硝唑 20mg/（kg·d）；呋喃唑酮 5mg/（kg·d），分 3 次口服。目前多主张联合用药，以下方案可供参考：即以 PPI 为中心的"三联"药物方案，PPI ＋上述抗生素中的 2 种，持续 1 ～ 2 周；以铋剂为中心的"三联""四联"药物治疗方案，枸橼酸铋钾 4 ～ 6 周＋ 2 种抗生素（阿莫西林 4 周、克拉霉素 2 周、甲硝唑 2 周、呋喃唑酮 2 周），或同时＋ $H_2RI$ 4 ～ 8 周。

3. 消化性溃疡一般不需手术治疗

但如有以下情况，应根据个体情况考虑手术治疗：①急性穿孔。②难以控制的出血，失血量大，48 小时内失血量超过血容量的 30%。③瘢痕性幽门梗阻，经胃肠减压等保守治疗 72 小时仍无改善。

## 第三节　先天性肥厚性幽门狭窄

先天性肥厚性幽门狭窄是由于幽门环肌增生肥厚，使幽门管腔狭窄而引起的上消化道不完全梗阻性疾病。发病率约为 1/3 000 ～ 1/1 000，占消化道畸形的第 3 位。第一胎多见，男性多见，男女发病率之比约为 5：1，患儿多为足月儿，未成熟儿较少见。

## 一、病因和发病机制

至今尚未完全清楚，一般认为与下列因素有关。

### （一）遗传因素

本病为多基因遗传性疾病，父亲或母亲有本病史者，其子代发病率可高达 7% 左右；母亲有本病史的子代发病机会比父亲有本病史者为高。

### （二）胃肠激素及其他生物活性物质紊乱

研究注意到，患儿幽门环肌中的脑啡肽、P 物质和血管活性肠肽有不同程度的减少；患儿血清胃泌素、前列腺素水平增高；使用外源性前列腺素 E 维持动脉导管开放时容易发生幽门狭窄；患儿幽门组织一氧化氮合酶减少等。

### （三）先天性幽门肌层发育异常

在胚胎 4～6 周幽门发育过程中，肌肉发育过度，致使幽门肌，尤其是环肌肥厚而致梗阻。

## 二、病理

幽门肌全层增生肥厚，以环肌更为明显。幽门明显增大，呈橄榄形，颜色苍白，表面光滑，质地如硬橡皮。肿块随日龄而逐渐增大。肥厚的肌层渐向胃壁移行，胃窦部界限不明显，十二指肠端则界限分明，肥厚组织突然终止于十二指肠始端，因胃强烈蠕动，使幽门管部分被推入十二指肠，使十二指肠黏膜反折呈子宫颈样。幽门管腔狭窄造成食物潴留致使胃扩大、胃壁增厚，黏膜充血、水肿，可有炎症和溃疡。

## 三、临床表现

典型症状和体征为无胆汁的喷射性呕吐、胃蠕动波和右上腹肿块。

### （一）呕吐

为本病的主要症状，一般在出生后 2～4 周，少数于生后 1 周发病，也有迟至生后 2～3 个月发病。开始为溢乳，逐日加重呈喷射性呕吐，几乎每次喂奶后均吐，多于喂奶后不到半小时即吐，自口鼻涌出。吐出物为带凝块的奶汁，不含胆汁，少数患儿因呕吐频繁，使胃黏膜毛细血管破裂出血，吐出物可含咖啡样物或血。患儿食欲旺盛，呕吐后即饥饿欲食。呕吐严重时，大部分食物被吐出，致使大便次数减少和少尿。

### （二）胃蠕动波

常见，但非特有体征。蠕动波从左季肋下向右上腹部移动，到幽门即消失。在喂奶时或呕吐前容易见到，轻拍上腹部常可引出。

### （三）右上腹肿块

为本病特有体征，具有诊断意义，临床检出率可达 60%～80%。用指端在右季肋下腹直肌外缘处轻轻向深部按扪，可触到橄榄形、质较硬的肿块，可以移动。

### （四）黄疸

约 1%～2% 的患儿伴有黄疸，非结合胆红素增高，手术后数日即消失。原因不明，可能与饥饿和肝功能不成熟，葡萄糖醛酸基转移酶活性不足，以及大便排出少，胆红素肝肠循环增加有关。

### （五）消瘦、脱水及电解质紊乱

因反复呕吐，营养物质及水摄入不足，并有 $H^+$ 和 $Cl^-$ 的大量丢失，患儿体重不增或下降，逐渐出现营养不良、脱水、低氯性碱中毒等，晚期脱水加重，组织缺氧，产生乳酸血症、低钾血症；肾功能损害时，可并发代谢性酸中毒。

## 四、辅助检查

### （一）腹部 B 超检查

为首选的无创检查，可发现幽门肥厚肌层为一环形低回声区，相应的黏膜层为高密度回声，并可测量肥厚肌层的厚度、幽门直径和幽门管长度，如果幽门肌厚度≥4mm、幽门管直径≥13mm、幽门管长度≥17mm，即可诊断为本病。

### （二）X线钡餐检查

透视下可见胃扩张，钡剂通过幽门排出时间延长，胃排空时间延长。仔细观察可见幽门管延长，向头侧弯曲，幽门胃窦呈鸟嘴状改变，管腔狭窄如线状，十二指肠球部压迹呈"蕈征""双肩征"等为诊断本病特有的X线征象。

## 五、诊断和鉴别诊断

凡具有典型的呕吐病史者，生后2～4周出现，无胆汁的喷射性呕吐，进行性加重，吐后觅食，应疑及本病。若于右上腹部扪及橄榄状肿块，即可确诊。对疑似病例应与下列情况鉴别。

### （一）喂养不当

喂奶过多、过急，或人工喂养时将奶瓶内气体吸入胃内，或喂奶后体位放置不当等，均为新生儿呕吐的常见原因。如系喂养不当引起的呕吐，应防止喂奶过多、过急，食后抱起婴儿，轻拍后背使积存在胃内的气体排出，呕吐即可停止。食物过敏亦可造成患儿反复呕吐，并可伴有腹泻和便血，回避过敏原后可缓解。

### （二）幽门痉挛

与本病临床症状相似，但多在生后即出现间歇性不规则呕吐，非喷射性，量不多，无进行性加重，偶见胃蠕动波，但右上腹摸不到肿块。一般状况较好，无明显脱水及营养不良，B超检查幽门肌层不肥厚，用阿托品、氯丙嗪等解痉镇静剂治疗效果良好。

### （三）胃食管反流

呕吐为非喷射性，上腹无蠕动波，无右上腹橄榄样肿块。采用体位疗法和稠厚食物饮食疗法可减轻呕吐。X线钡餐检查、食管24小时pH

监测等可协助确诊。

### （四）胃扭转

生后数周内出现呕吐，移动体位时呕吐加剧。X线钡餐检查可见：①食管与胃黏膜有交叉现象。②胃大弯位于小弯之上。③幽门窦的位置高于十二指肠球部。④双胃泡、双液平面。⑤食管腹段延长，且开口于胃下方。胃镜检查亦可达到诊断和治疗（胃镜下整复）的目的。

### （五）其他先天性消化道畸形

如幽门前瓣膜、环状胰腺、肠旋转不良及肠梗阻型胎粪性腹膜炎等。根据畸形所造成的消化道梗阻程度的不同，症状出现早晚不一。一般于生后不久出现呕吐，同时排便减少或消失。幽门前瓣膜患者呕吐性状与肥厚性幽门狭窄相似，但无腹部肿块及特征性X线表现。后三种疾病腹部平片显示胃及十二指肠不同程度扩张，表现为"双气泡"或"三气泡"等十二指肠梗阻的影像，环状胰腺时十二指肠降段呈现内陷、线形狭窄或节段性缩窄。肠旋转不良时钡剂灌肠可显示出结肠框及回盲部充满钡剂，位于右上腹部或上腹中部。肠梗阻型胎粪性腹膜炎可见腹腔钙化斑。

## 六、治疗

确诊后应及早纠正营养状态，并进行幽门肌切开术，手术方法简便，效果良好。

## 第四节　肠套叠

肠套叠系指部分肠管及其肠系膜套入邻近肠腔所致的一种肠梗阻，是婴幼儿时期常见的急腹症之一，是3个月至6岁期间引起肠梗阻的最常见原因。本病60%的患儿年龄在1岁以内，但新生儿罕见。80%的患儿年龄在2岁以内，男孩发病率多于女孩，约为4：1，健康肥胖儿多见，发病季节与胃肠道病毒感染流行相一致，以春季多见。常伴发于胃肠炎和上呼吸道感染。

## 一、病因和发病机制

肠套叠分原发和继发两种。95% 为原发性，多见于婴幼儿，婴儿回盲部系膜尚未完全固定、活动度较大是容易发生肠套叠的结构上因素。5% 继发性病例多为年长儿，发生肠套叠的肠管多有明显的器质性原因，如梅克尔憩室翻入回肠腔内，成为肠套叠的起点。肠息肉、肠肿瘤、肠重复畸形、腹型紫癜致肠壁肿胀增厚等均可牵引肠壁发生肠套叠。

有些促发因素可导致肠蠕动的节律发生紊乱，从而诱发肠套叠，如饮食改变、病毒感染及腹泻等。有研究表明病毒感染可引起末段回肠集合淋巴结增生，局部肠壁增厚，甚至凸入肠腔，构成套叠起点，加之肠道受病毒感染后蠕动增强而导致肠套叠。

## 二、病理

肠套叠一般是顺行的，即多为近端肠管套入远端肠腔内，极少数是逆行的。依据其套入部位不同分为：①回盲型，回盲瓣是肠套叠头部，带领回肠末端进入升结肠，盲肠、阑尾也随着翻入结肠内，此型最常见，约占总数的 50% ～ 60%。②回结型，回肠从距回盲瓣几厘米处起套入回肠最末端，穿过回盲瓣进入结肠，约占 30%。③回回结型，回肠先套入远端回肠内，然后整个再套入结肠内，约占 10%。④小肠型，小肠套入小肠，少见。⑤结肠型，结肠套入结肠，少见。⑥多发型，回结肠套叠和小肠套叠并发存在。

肠套叠一旦形成，仅有很少部分的小肠套叠可以自行复位（暂时性小肠套叠），而对于套入结肠的或复套的一般不能自行复位，由于鞘层肠管持续痉挛，致使套入部肠管发生循环障碍，初期静脉回流受阻，组织充血、水肿、静脉曲张。黏膜细胞分泌大量黏液，进入肠腔内，与血液及粪质混合成果酱样胶冻状排出。肠壁水肿、静脉回流障碍加重，使动脉受累，供血不足，导致肠壁坏死并出现全身中毒症状，严重者可并发肠穿孔和腹膜炎。

## 三、临床表现

### （一）急性肠套叠

1. 腹痛：腹痛为阵发性规律性发作，表现为突然发作剧烈的阵发性绞痛，患儿哭闹不安、屈膝缩腹、面色苍白，持续数分钟或更长时间后腹痛缓解，安静或入睡，间歇 10 ～ 20 分钟后伴随肠蠕动出现又反复发作。阵发性腹痛系由于肠系膜受牵拉和套叠鞘部强烈收缩所致。

2. 呕吐：为早期症状，初为反射性，含乳块和食物残渣，后可含胆汁，晚期可吐粪便样液体，说明有肠管梗阻。

3. 血便：为重要症状。出现症状的最初几小时大便可正常，以后大便少或无便。约 85% 的病例在发病后 6 ～ 12 小时排出果酱样黏液血便，或直肠指检时发现血便。

4. 腹部包块：多数病例在右上腹季肋下可触及有轻微触痛的套叠肿块，呈腊肠样，光滑不太软，稍可移动。晚期病例发生肠坏死或腹膜炎时，出现腹胀、腹腔积液、腹肌紧张和压痛，不易扪及肿块，有时腹部扪诊和直肠指检双合检查可触及肿块。

5. 全身情况：患儿在早期一般情况尚好，体温正常，无全身中毒症状。随着病程延长，病情加重，并发肠坏死或腹膜炎时，全身情况恶化，常有严重脱水、高热、嗜睡、昏迷及休克等中毒症状。

### （二）慢性肠套叠

年龄越大，发病过程越缓慢。主要表现为阵发性腹痛，腹痛时上腹或脐周可触及肿块，不痛时腹部平坦、柔软、无包块，病程有时长达十余日。由于年长儿肠腔较宽阔，可无梗阻现象，肠管亦不易坏死。呕吐少见，便血发生也较晚。

## 四、辅助检查

### （一）腹部 B 超检查

在套叠部位横断扫描可见"同心圆"或"靶环状"肿块图像，纵断扫描可见"套筒征"。

### （二）B超监视下水压灌肠

经肛门插入 Foley 管并将气囊充气 20～40mL。将"T"形管一端接 Foley 管，侧管接血压计监测注水压力，另一端为注水口，注入 37℃～40℃等渗盐水匀速推入肠内，可见靶环状块影退至回盲部，"半岛征"由大到小，最后消失，B超下可见"同心圆"或"套筒征"消失，回盲瓣呈"蟹爪样"运动，小肠进水，呈"蜂窝状"扩张，诊断治疗同时完成。

### （三）空气灌肠

由肛门注入气体，在X线透视下可见杯口阴影，能清楚看见套叠头的块影，并可同时进行复位治疗。

### （四）钡剂灌肠

可见套叠部位充盈缺损和钡剂前端的杯口影，以及钡剂进入鞘部与套入部之间呈现的线条状或弹簧状阴影。只用于慢性肠套叠疑难病例。

## 五、诊断和鉴别诊断

凡健康婴幼儿突然发生阵发性腹痛或阵发性规律性哭闹、呕吐、便血和腹部扪及腊肠样肿块时可确诊。肠套叠早期在未排出血便前应做直肠指检。诊断本病时应与下列疾病鉴别。

### （一）细菌性痢疾

夏季发病多。大便次数多，含黏液、脓血，里急后重，多伴有高热等感染中毒症状。粪便检查可见成堆脓细胞，细菌培养阳性。但必须注意菌痢偶尔亦可引起肠套叠，两种疾病可同时存在或肠套叠继发于菌痢后。

### （二）梅克尔憩室出血

大量血便，常为无痛性，亦可并发肠套叠。

### （三）过敏性紫癜

有阵发性腹痛，呕吐、便血，由于肠管有水肿、出血、增厚，有时左右下腹可触及肿块，但绝大多数患儿有出血性皮疹、关节肿痛，部分病例有蛋白尿或血尿。该病由于肠功能紊乱和肠壁肿胀，也可并发肠套叠。

## 六、治疗

急性肠套叠是一种危及生命的急症，其复位是紧急的治疗措施，一旦确诊须立即进行。

### （一）非手术疗法

1. 灌肠疗法的适应证：肠套叠在 48 小时内，全身情况良好，腹部不胀，无明显脱水及电解质紊乱。

2. 禁忌证：①病程已超过 48 小时，全身情况差，如有脱水、精神萎靡、高热、休克等症状者，对 3 个月以下婴儿尤应注意。②高度腹胀、腹膜刺激征，X 线腹部平片可见多数液平面者。③套叠头部已达脾曲，肿物硬而且张力大者。④多次复发疑有器质性病变者。⑤小肠型肠套叠。

3. 方法：①B 超监视下水压灌肠。②空气灌肠。③钡剂灌肠复位。

4. 灌肠复位成功的表现：①拔出肛管后排出大量带臭味的黏液血便和黄色粪水。②患儿很快入睡，不再哭闹及呕吐。③腹部平软，触不到原有的包块。④灌肠复位后给予 0.5 ～ 1g 活性炭口服，6 ～ 8 小时后应有炭末排出，表示复位成功。

### （二）手术治疗

肠套叠超过 48 ～ 72 小时，或虽时间不长但病情严重疑有肠坏死或穿孔者，以及小肠型肠套叠均需手术治疗。根据患儿全身情况及套叠肠管的病理变化选择进行肠套叠复位、肠切除吻合术或肠造瘘术等。

5% ～ 8% 的患儿可有肠套叠复发。灌肠复位比手术复位的复发率高。

# 第五节　先天性巨结肠

先天性巨结肠又称先天性无神经节细胞症或赫什朋病（HD），是由于直肠或结肠远端的肠管持续痉挛，粪便淤滞在近端结肠，使该肠管肥厚、扩张。本病是婴儿常见的先天性肠道畸形，发病率为 1/5 000 ～ 1/2 000，仅次于肛门直肠畸形，居先天性消化道畸形的第 2 位，男女之比为（3 ～ 4）：1，有遗传倾向。

## 一、病因和病理生理

目前认为该病发生是多基因遗传和环境因素共同作用的结果。基本病理变化是痉挛段肠管肠壁肌间和黏膜下神经丛内缺乏神经节细胞，无髓鞘的副交感神经纤维数量增加，形态增粗、增大，紧密交织成束；扩张段肠管肌层肥厚，黏膜炎症，可伴有小溃疡，肠壁肌间和黏膜下神经节细胞正常。

在形态学上可分为痉挛段、移行段和扩张段三部分。除形成巨结肠外，其他病理生理变化有排便反射消失等。根据病变肠管痉挛段的长度，本病可分为：①常见型（约占 85%）。②短段型（10% 左右）。③长段型（4% 左右）。④全结肠型（1% 左右）。⑤全胃肠型（罕见）。

## 二、临床表现

### （一）胎便排出延缓、顽固性便秘和腹胀

患儿生后 24 ～ 48 小时内多无胎便或仅有少量胎便排出，可于生后 2 ～ 3 天出现低位肠梗阻症状。以后即有顽固性便秘，3 ～ 7 天甚至 1 ～ 2 周排便 1 次。严重者发展成不灌肠不排便。痉挛段越长，出现便秘的时间越早、越严重。腹胀逐渐加重，腹壁紧张发亮，有静脉扩张，可见肠型及蠕动波，肠鸣音增强，膈肌上升可以引起呼吸困难。

## （二）呕吐、营养不良和发育迟缓

由于功能性肠梗阻，可出现呕吐，量不多，呕吐物含少量胆汁，严重者可见粪样液，加上长期腹胀，便秘使患儿食欲下降，营养物质吸收障碍，致发育迟缓、消瘦、贫血或有低蛋白血症伴水肿。

## （三）直肠指检

直肠壶腹部空虚，拔指后由于近端肠管内积存大量粪便，可排出恶臭气体及大便。

# 三、并发症

## （一）小肠结肠炎

为本病的常见并发症，可见于任何年龄，尤其是新生儿。由于远端肠梗阻使结肠高度扩张，肠腔内压增高导致肠黏膜缺血，同时降低了黏膜的屏障作用，使粪便的代谢产物、细菌、毒素进入血液循环，患儿出现高热、高度腹胀、呕吐、排出恶臭并带血的稀便。肠黏膜缺血处可产生水肿、溃疡，引起血便及肠穿孔。重者炎症侵犯肌层，出现浆膜充血、水肿、增厚，导致渗出性腹膜炎。由于吐泻及扩张肠管内大量肠液的积存，迅速出现脱水和酸中毒，死亡率极高。

## （二）肠穿孔

多见于新生儿，常见的穿孔部位为乙状结肠和盲肠。

## （三）继发感染

如败血症、肺炎等。

# 四、辅助检查

## （一）X线检查

一般可确定诊断。①腹部立位平片：多显示低位不完全性肠梗阻，近端结肠扩张，盆腔无气体或少量气体。②钡剂灌肠检查：其诊断率在

90%左右，可显示典型的痉挛段、移行段和扩张段，呈"漏斗状"改变，痉挛段及其上方的扩张肠管，排钡功能差，若黏膜皱襞变粗（锯齿状变化），提示伴有小肠结肠炎。

### （二）直肠、肛门测压检查

测定直肠、肛门内外括约肌的反射性压力变化，患儿内括约肌反射性松弛过程消失，直肠肛门抑制反射阴性。2周内新生儿可出现假阴性，故不适用。

### （三）直肠黏膜活检

HE染色判断神经节细胞的有无，组化法测定患儿痉挛段肠管乙酰胆碱含量和胆碱酯酶活性，患儿两者均较正常儿高出5～6倍，但对新生儿诊断率较低；还可用免疫组化法检测神经元特异性烯醇化酶等。

### （四）直肠肌层活检

从直肠壁取全层肠壁组织活检，计数神经节细胞数量。患儿缺乏神经节细胞，而无髓鞘的神经纤维数量增加，形态增粗、增大。

### （五）肌电图检查

患儿直肠和乙状结肠远端的肌电图波形低矮，频率低，不规则，波峰消失。

### 五、诊断和鉴别诊断

凡新生儿生后胎粪排出延迟或不排胎粪，伴有腹胀、呕吐应考虑本病。婴幼儿有长期便秘史和腹胀等体征者即应进行特殊检查。本病应与以下疾病相鉴别：

### （一）新生儿期

1. 胎粪阻塞综合征（胎粪便秘）：由于胎粪浓缩稠厚，可出现一过性低位肠梗阻症状，经灌肠排出胎粪后，即可正常排便且不再复发。

2. 先天性肠闭锁：新生儿回肠或结肠闭锁，表现为低位肠梗阻症状，直肠指检仅见少量灰白色胶冻样便，用盐水灌肠亦不能排便。腹部直立位平片可见整个下腹部无气，钡剂灌肠 X 线造影可明确诊断。

3. 新生儿坏死性小肠结肠炎：与先天性巨结肠伴发小肠结肠炎很难鉴别。本病多为早产儿，围生期多有窒息、缺氧、感染、休克的病史，且有便血。X 线平片示肠壁有气囊肿和（或）门静脉积气。

（二）婴儿和儿童期

1. 继发性巨结肠：肛门、直肠末端有器质性病变，如先天性肛门狭窄、术后瘢痕狭窄或直肠外肿瘤压迫等，使排便不畅，粪便滞留，结肠继发扩张。经肛诊可以确诊。

2. 特发性巨结肠：该病与排便训练不当有关，特点是患儿直、结肠有正常的神经节细胞。表现为无新生儿期便秘史，2～3 岁出现症状，慢性便秘常伴肛门污便，便前常有腹痛。肛诊感觉除直肠扩张积便外，一般触不到痉挛段，直肠肛门测压有正常阳性反射。

3. 功能性便秘：是一种原因不明的慢性便秘，分为慢传输型、出口梗阻型及混合型。表现为排便次数少、排便费力、粪质较硬或呈球状、排便不尽感，有时需借助人工方式（手抠）来协助排便。诊断需排除器质性疾病。

## 六、治疗

应进行根治手术切除无神经节细胞肠段和部分扩张结肠。先天性巨结肠许多并发症发生在生后 2 个月内，故要特别重视此期间的治疗。

（一）保守治疗

①口服缓泻剂、润滑剂，帮助排便。②使用开塞露、扩肛等刺激括约肌，诱发排便。③灌肠：肛管插入深度要超过狭窄段，每日一次注入生理盐水，揉腹后使灌肠水与粪水排出，反复数次，逐渐使积存的粪便排出。

## （二）手术治疗

包括结肠造瘘术和根治术。凡并发小肠结肠炎不能控制者，并发营养不良、高热、贫血、腹胀、不能耐受根治术者，或保守治疗无效、腹胀明显影响呼吸者，均应及时行结肠造瘘术。现多主张早期进行根治手术，一般认为体重在 3kg 以上，周身情况良好即可行根治术。

# 第六章 泌尿系统疾病

## 第一节 急性肾小球肾炎

急性肾小球肾炎（简称急性肾炎），是指一组病因不一，临床表现为急性起病，多有前驱感染，以血尿为主，伴不同程度蛋白尿，可有水肿、高血压，或肾功能不全等特点的肾小球疾病。1982年全国105所医院的调查结果为急性肾炎患儿占同期泌尿系统疾病的53.7%。本病多见于儿童和青少年，以5～14岁多见，小于2岁少见，男女之比为2∶1。

急性肾炎可分为急性链球菌感染后肾小球肾炎和非链球菌感染后肾小球肾炎，本节描述的急性肾炎主要是指前者。

### 一、病因

大多数属A组β溶血性链球菌急性感染后引起的免疫复合物性肾小球肾炎。溶血性链球菌感染后，肾炎的发生率一般在0%～20%。1982年全国105所医院儿科泌尿系统疾病住院患者调查，急性肾炎患儿抗"O"升高者占61.2%。我国各地区均以上呼吸道感染或扁桃体炎最常见，占51%，脓皮病或皮肤感染次之，占25.8%。

除A组β溶血性链球菌之外，其他细菌，如草绿色链球菌、肺炎球菌、金黄色葡萄球菌、伤寒杆菌、流感嗜血杆菌等；病毒，如柯萨奇病毒B4型、ECHO病毒9型、麻疹病毒、腮腺炎病毒、乙型肝炎病毒、巨细胞病毒、EB病毒、流感病毒等；还有疟原虫、肺炎支原体、白念珠菌、丝虫、钩虫、血吸虫、弓形虫、梅毒螺旋体、钩端螺旋体等也可导致急性肾炎。

## 二、发病机制

主要与 A 组溶血性链球菌中的致肾炎菌株感染有关，所有致肾炎菌株均有共同的致肾炎抗原性，包括菌壁上的 M 蛋白内链球菌素和"肾炎菌株协同蛋白"（NSAP）。主要发病机制为抗原抗体免疫复合物引起肾小球毛细血管炎症病变，包括循环免疫复合物和原位免疫复合物形成学说。此外，某些链球菌株可通过神经氨酸苷酶的作用或其产物，如某些菌株产生的唾液酸酶，与机体的免疫球蛋白（IgG）结合，改变其免疫原性，产生自身抗体和免疫复合物而致病。另有人认为，链球菌抗原与肾小球基膜糖蛋白间具有交叉抗原性，可使少数病例呈现抗肾抗体型肾炎。急性链球菌感染后肾炎的发病机制见图 6-1。

疾病早期的典型肾脏病变呈毛细血管内增生性肾小球肾炎改变。光镜下肾小球表现为程度不等的弥漫性增生性炎症及渗出性病变。肾小球增大、肿胀，内皮细胞和系膜细胞增生，炎症细胞浸润。毛细血管腔狭窄甚或闭锁、塌陷。肾小球囊内可见红细胞、球囊上皮细胞增生。部分患者中可见到新月体。肾小管病变较轻，呈上皮细胞变性、间质水肿及炎症细胞浸润。电镜检查可见内皮细胞胞浆肿胀，呈连拱状改变，使内皮孔消失。电子致密物在上皮细胞下沉积，呈散在的圆顶状驼峰样分布。基膜有局部裂隙或中断。免疫荧光检查在急性期可见弥漫一致性纤细或粗颗粒状的 IgG、C3 和备解素沉积，主要分布于肾小球毛细血管袢和系膜区，也可见到 IgM 和 IgA 沉积。系膜区或肾小球囊腔内可见纤维蛋白原和纤维蛋白沉积。

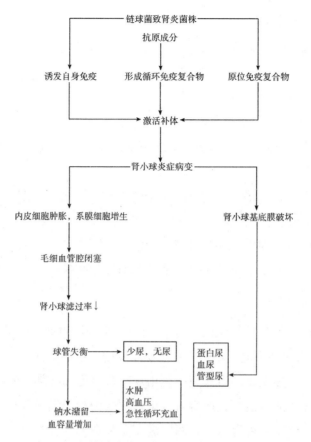

图 6-1　急性链球菌感染后肾炎发病机制示意图

## 三、临床表现

急性肾炎临床表现轻重悬殊，轻者全无临床症状，仅见镜下血尿，重者可呈急进性过程，短期内出现肾功能不全。

### （一）前驱感染

90% 的病例有链球菌的前驱感染，以呼吸道及皮肤感染为主。在前驱感染后经 1～3 周无症状的间歇期而急性起病。咽炎为诱因者病前 6～12 天（平均 10 天）多有发热、颈淋巴结肿大及咽部渗出。皮肤感染见于病前 14～28 天（平均 20 天）。

## （二）典型表现

急性期常有全身不适、乏力、食欲不振、发热、头痛、头晕、咳嗽、气急、恶心、呕吐、腹痛及鼻出血等。

1. 水肿：70%的病例有水肿，一般仅累及眼睑及颜面部，重者2～3天遍及全身，呈非凹陷性。

2. 血尿：50%～70%的病例有肉眼血尿，一般1～2周后转为显微镜下血尿。

3. 蛋白尿：程度不等。有20%可达肾病水平。蛋白尿患者病理上常呈严重系膜增生。

4. 高血压：30%～80%的病例有血压增高。

5. 尿量减少：肉眼血尿严重者可伴有尿量减少。

## （三）严重表现

少数患儿在疾病早期（2周内）可出现下列严重症状。

1. 严重循环充血：常发生在起病1周内，由于水钠潴留、血浆容量增加而出现循环充血。当肾炎患儿出现呼吸急促和肺部有湿啰音时，应警惕循环充血的可能性，严重者可出现呼吸困难、端坐呼吸、颈静脉怒张、频咳、咳粉红色泡沫痰、两肺满布湿啰音、心脏扩大，甚至出现奔马律、肝大而硬、水肿加剧。少数可突然发生，病情急剧恶化。

2. 高血压脑病：由于脑血管痉挛，导致缺血、缺氧、血管渗透性增高而发生脑水肿。也有人认为是由脑血管扩张所致。常发生在疾病早期，血压可达150～160mmHg/100～110mmHg以上。年长儿会主诉剧烈头痛、呕吐、复视或一过性失明，严重者突然出现惊厥、昏迷。

3. 急性肾功能不全：常发生于疾病初期，出现尿少、尿闭等症状，引起暂时性氮质血症、电解质紊乱和代谢性酸中毒，一般持续3～5日，不超过10天。

## （四）非典型表现

1. 无症状性急性肾炎：为亚临床病例，患儿仅有显微镜下血尿或仅有血清 C3 降低而无其他临床表现。

2．肾外症状性急性肾炎：有的患儿水肿、高血压明显，甚至有严重循环充血及高血压脑病，但尿改变轻微或尿常规检查正常，可有链球菌前驱感染和血清 C3 水平明显降低。

3．以肾病综合征为表现的急性肾炎：少数患儿以急性肾炎起病，但水肿和蛋白尿突出，伴低白蛋白血症和高胆固醇血症，临床表现似肾病综合征。

## 四、辅助检查

尿蛋白可在＋～＋＋＋之间，且与血尿的程度相平行，尿液显微镜下检查除多少不等的红细胞外，可有透明、颗粒或红细胞管型，疾病早期可见较多的白细胞和上皮细胞，并非感染。外周血白细胞一般轻度升高或正常，血沉加快。前驱期为咽炎病例，抗链球菌溶血素 O（ASO）往往增加，10～14 天开始升高，3～5 周时达高峰，3～6 个月后恢复正常。咽炎后 APSGN 者抗双磷酸吡啶核苷酸酶（ADPNase）滴度升高。皮肤感染后 APSGN 者 ASO 升高不多，而抗脱氧核糖核酸酶 B（DNAase－B）和抗透明质酸酶（HAase）滴度升高。80%～90% 的患者血清 C3 下降，至第 8 周 94% 的患者恢复正常。明显少尿时血尿素氮和肌酐可升高。肾小管功能正常。持续少尿、无尿者，血肌酐升高，内生肌酐清除率降低，尿浓缩功能也受损。

## 五、诊断和鉴别诊断

根据前期链球菌感染史，急性起病，具备血尿、蛋白尿、水肿及高血压等特点，急性期血清 ASO 滴度升高，C3 浓度降低，则可临床诊断急性肾炎，进一步诊断 APSGN 多不困难。肾穿刺活体组织检查只在考虑有急进性肾炎或临床、实验室检查不典型或病情迁延者才进行以确定诊断。急性肾炎必须注意和以下疾病鉴别。

## （一）其他病原体感染后的肾小球肾炎

多种病原体可引起急性肾炎，可从原发感染灶及各自临床特点相区别。

## （二）IgA 肾病

以血尿为主要症状，表现为反复发作性肉眼血尿，多在上呼吸道感染后 24 ～ 48 小时出现血尿，多无水肿、高血压，血清 C3 正常。确诊靠肾活体组织免疫病理检查。

## （三）慢性肾炎急性发作

既往肾炎史不详，无明显前期感染，除有肾炎症状外，常有贫血、肾功能异常、低比重尿或固定低比重尿，尿改变以蛋白增多为主。

## （四）原发性肾病综合征

具有肾病综合征表现的急性肾炎需与原发性肾病综合征鉴别。若患儿呈急性起病，有明确的链球菌感染的证据，血清 C3 降低，肾活体组织检查病理为毛细血管内增生性肾炎者有助于急性肾炎的诊断。

## （五）其他

还应与急进性肾炎或其他系统性疾病引起的肾炎，如紫癜性肾炎、狼疮性肾炎等相鉴别。

## 六、治疗

无特异治疗。

### （一）休息

急性期需卧床 2 ～ 3 周，直到肉眼血尿消失，水肿减退，血压正常，即可下床进行轻微活动。血沉正常可上学，但应避免重体力活动。尿检完全正常后方可恢复体力活动。

### （二）饮食

以低盐饮食为好，严重水肿或高血压者需无盐饮食。水分一般不限。有氮质血症者应限蛋白，可给优质动物蛋白 0.5g/（kg·d）。

### （三）抗感染

有感染灶时用青霉素 10 ～ 14 天。

### （四）对症治疗

1. 利尿：经控制水、盐入量后仍水肿、少尿者可用氢氯噻嗪 1 ～ 2mg/（kg·d），分 2 ～ 3 次口服。无效时需用呋塞米，口服剂量为 2 ～ 5mg/（kg·d），注射剂量为每次 1 ～ 2mg/kg，每日 1 ～ 2 次，静脉注射剂量过大时可有一过性耳聋。

2. 降血压：凡经休息，控制水、盐摄入，利尿而血压仍高者均应给予降压药。①硝苯地平。系钙拮抗剂，开始剂量为 0.25mg/（kg·d），最大剂量为 1mg/（kg·d），分 3 次口服。②卡托普利。系血管紧张素转换酶抑制剂，初始剂量为 0.3 ～ 0.5mg/（kg·d），最大剂量为 5 ～ 6mg/（kg·d），分 3 次口服，与硝苯地平交替使用降压效果更佳。

### （五）严重循环充血的治疗

1. 纠正水钠潴留，恢复正常血容量，可使用呋塞米注射。

2. 表现有肺水肿者除一般对症治疗外，可加用硝普钠，5 ～ 20mg 加入 5% 葡萄糖液 100mL 中，以 1μg/（kg·min）速度静脉滴注，用药时严密监测血压，随时调节药液滴速，每分钟不宜超过 8μg/kg，以防发生低血压。滴注时针筒、输液管等须用黑纸覆盖，以免药物遇光分解。

3. 对难治病例可采用连续血液净化治疗或透析治疗。

### （六）高血压脑病的治疗

原则为选用降血压效力强而迅速的药物。首选硝普钠，用法同上。有惊厥者应及时止痉。

## 七、预后和预防

急性肾炎预后好。95% 的 APSGN 病例能完全恢复，小于 5% 的病例可有持续尿异常，死亡病例在 1% 以下。

防治感染是预防急性肾炎的根本。减少呼吸道及皮肤感染，对急性扁桃体炎、猩红热及脓疱疮患儿应尽早、彻底地用青霉素或其他敏感抗生素治疗。A 组溶血性链球菌感染后 1 ～ 3 周内应定期检查尿常规，及时发现和治疗本病。

# 第二节　肾病综合征

肾病综合征是一组由多种原因引起的肾小球基底膜通透性增加，导致血浆内大量蛋白质从尿中丢失的临床综合征。临床有以下 4 大特点：①大量蛋白尿。②低白蛋白血症。③高脂血症。④明显水肿。以上第①、②两项为必备条件。

肾病综合征在儿童肾脏疾病中发病率仅次于急性肾炎。1982 年我国的调查结果显示肾病综合征占同期住院泌尿系疾病患儿的 21%。男女比例为 3.7 ∶ 1。发病年龄多为学龄前儿童，3 ～ 5 岁为发病高峰。肾病综合征按病因可分为原发性、继发性和先天性 3 种类型。本节主要叙述原发性肾病综合征，约占儿童时期肾病综合征总数的 90%。

## 一、发病机制

病因及发病机制目前尚不明确。

1. 肾小球毛细血管壁结构或电荷的变化可导致蛋白尿。实验动物模型及人类肾病研究发现，微小病变时肾小球滤过膜阴离子丢失增多，导致静电屏障破坏，使大量带负电荷的中分子血浆白蛋白滤出，形成高选择性蛋白尿；也可因分子滤过屏障损伤，尿中丢失多种大中分子蛋白，形成低选择性蛋白尿。

2. 非微小病变型常见免疫球蛋白和（或）补体成分肾内沉积，局部免疫病理过程可损伤滤过膜正常屏障作用而发生蛋白尿。

3. 微小病变型肾小球未见以上沉积，其滤过膜静电屏障损伤原因可能与细胞免疫失调有关。

4. 患者外周血淋巴细胞培养上清液经尾静脉注射可致小鼠发生大量蛋白尿和肾病综合征的病理改变，表明 T 淋巴细胞异常参与本病的发病。

肾病综合征的发病具有遗传基础。国内报道，糖皮质激素敏感肾病综合征患儿 HLA-DR7 抗原频率高达 38%，频复发肾病综合征患儿则与 HLA-DR9 相关。另外，肾病综合征还有家族性表现，包括同胞患病现象。流行病学调查发现，黑人患肾病综合征的症状表现重，对糖皮质激素反应差，提示肾病综合征发病与人种及环境有关。

## 二、病理生理

基本病变是肾小球通透性增加，导致蛋白尿，而低蛋白血症、水肿和高胆固醇血症是继发的病理生理改变。

### （一）低蛋白血症

血浆蛋白由尿中大量丢失和从肾小球滤出后被肾小管吸收分解是造成肾病综合征低蛋白血症的主要原因；肝脏合成蛋白的速度和蛋白分解代谢率的改变也使血浆蛋白降低。患儿胃肠道也可有少量蛋白丢失，但非低蛋白血症的主要原因。

### （二）高脂血症

患儿血清总胆固醇、三酰甘油和低密度、极低密度脂蛋白增高，其主要机制是低蛋白血症促进肝脏合成脂蛋白增加，其中的大分子脂蛋白难以从肾脏排出而蓄积于体内，导致了高脂血症。血中胆固醇和低密度脂蛋白，尤其是 α 脂蛋白持续升高，而高密度脂蛋白却正常或降低，促进了动脉硬化的形成；持续高脂血症，脂质从肾小球滤出，可导致肾小球硬化和肾间质纤维化。

### （三）水肿

水肿的发生与下列因素有关：①低蛋白血症降低血浆胶体渗透压，当血浆白蛋白低于 25g/L 时，液体将在间质区滞留；低于 15g/L 则可有腹腔积液或胸腔积液形成。②血浆胶体渗透压降低，使血容量减少，刺激了渗透压和容量感受器，促使抗利尿激素和肾素—血管紧张素—醛固酮分泌、心钠素减少，最终使远端肾小管钠、水吸收增加，导致水钠潴留。③低血容量使交感神经兴奋性增高，近端肾小管 $Na^+$ 吸收增加。④某些肾内因子改变了肾小管管周体液平衡机制，使近曲小管 $Na^+$ 吸收增加。

### （四）其他

患儿体液免疫功能降低与血清 IgG 和补体系统 B、D 因子从尿中大量丢失有关，也与 T 淋巴细胞抑制 B 淋巴细胞 IgG 合成转换有关。抗凝血酶Ⅲ丢失，而Ⅳ、Ⅴ、Ⅶ因子和纤维蛋白原增多，使患儿处于高凝状态。由于钙结合蛋白降低，血清结合钙可以降低；当 25-（OH）$D_3$ 结合蛋白同时丢失时，使游离钙也降低。另一些结合蛋白降低，可使结合型甲状腺素（$T_3$、$T_4$）、血清铁、锌和铜等微量元素降低，转铁蛋白减少则可发生小细胞低色素性贫血。

## 三、病理

原发性肾病综合征可见于各种病理类型。根据国际儿童肾脏病研究组（1979 年）对 521 例儿童原发性肾病综合征的病理观察有以下类型：微小病变（76.4%）、局灶性节段性肾小球硬化（6.9%）、膜性增生性肾小球肾炎（7.5%）、单纯系膜增生（2.3%）、增生性肾小球肾炎（2.3%）、局灶性球性硬化（1.7%）、膜性肾病（1.5%）、其他（1.4%）。儿童肾病综合征最主要的病理变化是微小病变型。

## 四、临床表现

水肿最常见，开始见于眼睑，以后逐渐遍及全身，呈凹陷性，严重者可有腹腔积液或胸腔积液。一般起病隐匿，常无明显诱因。大约 30% 有病毒感染或细菌感染发病史，70% 肾病复发与病毒感染有关。常伴有尿量减少，颜色变深，无并发症的患者无肉眼血尿，而短暂的镜下血尿可见于大约 15% 的患者。大多数血压正常，但轻度高血压也见于约 15% 的患者，严重的高血压通常不支持微小病变型肾病综合征的诊断。约 30% 的病例因血容量减少而出现短暂的肌酐清除率下降，一般肾功能正常，急性肾衰竭少见。部分病例晚期可有肾小管功能障碍，出现低血磷性佝偻病、肾性糖尿、氨基酸尿和酸中毒等。

## 五、并发症

### （一）感染

肾病患儿极易罹患各种感染。常见为呼吸道、皮肤、泌尿道感染和原发性腹膜炎等，其中尤以上呼吸道感染最多见，占 50% 以上。呼吸道感染中病毒感染常见。细菌感染中以肺炎链球菌为主，结核分枝杆菌感染亦应引起重视。另外，肾病患儿的医院内感染不容忽视，以呼吸道感染和泌尿道感染最多见，致病菌以条件致病菌为主。

### （二）电解质紊乱和低血容量

常见的电解质紊乱有低钠、低钾及低钙血症。患儿不恰当长期禁用食盐或长期食用不含钠的食盐代用品、过多使用利尿剂以及感染、呕吐、腹泻等因素均可致低钠血症。其临床表现可有厌食、乏力、懒言、嗜睡、血压下降甚至出现休克、抽搐等。另外由于低蛋白血症、血浆胶体渗透压下降、显著水肿而常有血容量不足，尤其在各种诱因引起低钠血症时易出现低血容量性休克。

### （三）血栓形成

肾病综合征高凝状态易致各种动、静脉血栓形成，以肾静脉血栓形成常见，表现为突发腰痛、出现血尿或血尿加重、少尿，甚至发生肾衰竭。以不同部位血管血栓形成的亚临床型更多见。除肾静脉血栓形成外，可出现：①两侧肢体水肿程度差别固定，不随体位改变而变化，多见下肢深静脉血栓形成。②皮肤突发紫斑并迅速扩大。③阴囊水肿呈紫色。④顽固性腹腔积液。⑤出现下肢疼痛伴足背动脉搏动消失等症状及体征时，应考虑下肢动脉血栓形成。⑥股动脉血栓形成是儿童肾病综合征并发的急症之一，如不及时溶栓治疗，可导致肢端坏死而需截肢。⑦不明原因的咳嗽、咯血或呼吸困难而无肺部阳性体征时要警惕肺栓塞，其半数可无临床症状。⑧突发的偏瘫、面瘫、失语或神志改变等神经系统症状，在排除高血压脑病、颅内感染性疾病时要考虑脑栓塞。血栓缓慢形成者其临床症状多不明显。

### （四）急性肾衰竭

5%的微小病变型肾病可并发急性肾衰竭。

### （五）肾小管功能障碍

除原有肾小球的基础病变可引起肾小管功能损害外，由于大量尿蛋白的重吸收，可导致肾小管（主要是近曲小管）功能损害，出现肾性糖尿或氨基酸尿，严重者呈 Fanconi 综合征。

## 六、辅助检查

### （一）尿液分析

1. 常规检查：尿蛋白定性多在＋＋＋，约 15% 有短暂显微镜下血尿，大多可见透明管型、颗粒管型和卵圆脂肪小体。

2. 蛋白定量：24 小时尿蛋白定量检查＞ 50mg/（kg·d）为肾病范围的蛋白尿。尿蛋白/尿肌酐（mg/mg），正常儿童上限为 0.2，肾病时常达≥ 3.0。

### （二）血清蛋白、胆固醇和肾功能测定

人血白蛋白浓度＜ 30g/L（或≤ 25g/L）可诊断为肾病综合征的低白蛋白血症。由于肝脏合成增加，$\alpha_2$、β 球蛋白浓度增高，IgG 降

低，IgM、IgE 可增加。胆固醇＞ 5.7μmol/L 和甘油三酯升高，LDL 和 VLDL 增高，HDL 多正常。BUN、Cr 在肾炎性肾病综合征可升高，晚期可有肾小管功能损害。

### （三）血清补体测定

微小病变型肾病综合征或单纯性肾病综合征患儿血清补体水平正常，肾炎性肾病综合征患儿补体水平可下降。

### （四）系统性疾病的血清学检查

对新诊断的肾病患者需检测抗核抗体（ANA）、抗 -dsDNA 抗体、Smith 抗体等。对具有血尿、补体减少并有临床表现的患者尤其重要。

### （五）高凝状态和血栓形成的检查

多数原发性肾病患儿都存在不同程度的高凝状态、血小板增多、血小板聚集率增加、血浆纤维蛋白原增加、尿纤维蛋白裂解产物（FDP）增高。对疑似血栓形成者可行彩色多普勒 B 型超声检查以明确诊断，有条件者可行数字减影血管造影（DSA）。

### （六）经皮肾穿刺组织病理学检查

多数儿童肾病综合征不需要进行诊断性肾活体组织检查。肾病综合征肾活体组织检查的指征：①对糖皮质激素治疗耐药或频繁复发者。②对临床或实验室证据支持肾炎性肾病或继发性肾病综合征者。

## 七、诊断和鉴别诊断

临床上根据有无血尿、高血压、氮质血症和低补体血症，将原发性肾病综合征分为单纯性和肾炎性肾病综合征。

原发性肾病综合征还需与继发于全身性疾病的肾病综合征鉴别。部分非典型链球菌感染后肾炎、系统性红斑狼疮性肾炎、过敏性紫癜性肾炎、乙型肝炎病毒相关性肾炎及药源性肾炎等均可有肾病综合征样表现。临床上须排除继发性肾病综合征后方可诊断为原发性肾病综合征。有条件的医疗单位应开展肾活体组织检查以确定病理诊断。

## 八、治疗

### （一）一般治疗

1. 休息：除水肿显著或并发感染，或严重高血压外，一般不需卧床休息。病情缓解后逐渐增加活动量。

2. 饮食：显著水肿和严重高血压时应短期限制水、钠摄入，病情缓解后不必继续限盐。活动期病例供盐 1 ～ 2g/d。蛋白质摄入 1.5 ～ 2g/（kg·d），以高生物效价的动物蛋白（乳、鱼、蛋、禽、牛肉等）为宜。在应用糖皮质激素过程中每日应给予维生素 D 400U 及适量钙剂。

3. 防治感染。

4. 利尿：对糖皮质激素耐药或未使用糖皮质激素而水肿较重伴尿少者可配合使用利尿剂，但需密切观察出入水量、体重变化及电解质紊乱。

5. 对家属的教育：应使父母及患儿很好地了解肾病的有关知识，积极配合随访和治疗。

### （二）糖皮质激素

1. 初治病例诊断确定后应尽早选用泼尼松治疗

（1）短程疗法：泼尼松 2mg/（kg·d）（按身高标准体重，以下同），最大量 60mg/d，分次服用，共 4 周。4 周后不管效果如何，均改为泼尼松 1.5mg/kg 隔日晨顿服，共 4 周，全疗程共 8 周，然后骤然停药。短程疗法易复发，国内少用。

（2）中、长程疗法：可用于各种类型的肾病综合征。先以泼尼松 2mg/（kg·d），最大量 60mg/d，分次服用。若 4 周内尿蛋白转阴，则自转阴后至少巩固 2 周方始减量，以后改为隔日 2mg/kg 早餐后顿服，继续用 4 周，以后每 2 ～ 4 周总量减 2.5 ～ 5mg，直至停药。疗程必须达 6 个月（中程疗法）。开始治疗后 4 周尿蛋白未转阴者可继续服至尿蛋白阴转后 2 周，一般不超过 8 周。以后再改为隔日 2mg/kg 早餐后顿服，继续用 4 周，以后每 2～4 周减量一次，直至停药，疗程 9 个月（长程疗法）。

2. 复发和糖皮质激素依赖型肾病的其他激素治疗

（1）调整糖皮质激素的剂量和疗程：糖皮质激素治疗后或在减量过程中复发者，原则上再次恢复到初始疗效剂量或上一个疗效剂量，或改隔日疗法为每日疗法，或将激素减量的速度放慢，疗程延长。同时注意查找患儿是否存在感染或影响糖皮质激素疗效的其他因素。

（2）更换糖皮质激素制剂：对泼尼松疗效较差的病例，可换用其他糖皮质激素制剂，如曲安西龙（阿赛松、康宁克通）等。

（3）甲泼尼龙冲击治疗：慎用，宜根据肾脏病理改变选择。

3. 激素治疗的不良反应

长期超生理剂量使用糖皮质激素可见以下不良反应，①代谢紊乱，可出现明显的库欣貌、肌肉萎缩无力、伤口愈合不良、蛋白质营养不良、高血糖、尿糖、水钠潴留、高血压、尿中失钾、高尿钙和骨质疏松。②消化性溃疡和精神欣快感、兴奋、失眠，甚至呈精神病、癫痫发作等；还可发生白内障、无菌性股骨头坏死、高凝状态、生长停滞等。③易发生感染或诱发结核灶活动。④急性肾上腺皮质功能不全、戒断综合征。

（三）免疫抑制剂

主要用于肾病综合征频繁复发，糖皮质激素依赖、耐药或出现严重不良反应者。在小剂量糖皮质激素隔日使用的同时可选用下列免疫抑制剂。

1. 环磷酰胺：一般剂量为 2.0～2.5mg/（kg·d），分 3 次口服，疗程 8～12 周，总量不超过 200mg/kg。或用环磷酰胺冲击治疗，剂量为 10～12mg/（kg·d），加入 5% 葡萄糖盐水 100～200mL 内静脉滴注 1～2 小时，连续 2 天为 1 疗程。用药日嘱多饮水，每 2 周重复 1 疗程，累积量 < 150～200mg/kg。不良反应有白细胞减少、秃发、肝功能损害、出血性膀胱炎等，少数可发生肺纤维化。注意远期性腺损害。病情需要者可小剂量、短疗程、间断用药，避免青春期前和青春期用药。

2. 其他免疫抑制剂：可根据患者需要选用苯丁酸氮芥、环孢素、硫唑嘌呤、麦考酚吗乙酯（霉酚酸酯）及雷公藤总甙片等。

### （四）抗凝及纤溶药物疗法

由于肾病往往存在高凝状态和纤溶障碍，易并发血栓形成，需加用抗凝和溶栓治疗。

1. 肝素：剂量为 1mg/（kg·d），加入 10% 葡萄糖液 50 ~ 100mL 中静脉滴注，每日 1 次，2 ~ 4 周为 1 疗程。亦可选用低分子肝素。病情好转后改口服抗凝药维持治疗。

2. 尿激酶：有直接激活纤溶酶溶解血栓的作用。一般剂量为 3 万 ~ 6 万 U/d，加入 10% 葡萄糖液 100 ~ 200mL 中静脉滴注，1 ~ 2 周为 1 疗程。

3. 口服抗凝药：双嘧达莫 5 ~ 10mg/（kg·d），分 3 次饭后服，6 个月为 1 疗程。

### （五）免疫调节剂

一般作为糖皮质激素的辅助治疗，适用于常伴感染、频复发或糖皮质激素依赖者。左旋咪唑 2.5mg/kg，隔日用药，疗程 6 个月。不良反应可有胃肠不适、流感样症状、皮疹、周围血液中性粒细胞下降，停药即可恢复。

### （六）血管紧张素转换酶抑制剂（ACEI）

对改善肾小球局部血流动力学、减少尿蛋白、延缓肾小球硬化有良好的作用。尤其适用于伴有高血压的肾病综合征。常用制剂有卡托普利、依那普利、福辛普利等。

### （七）中医药治疗

肾病综合征属中医"水肿""阴水""虚劳"的范畴。可根据辨证施治原则立方治疗。

# 第三节 泌尿道感染

泌尿道感染（UTI）是指病原体直接侵入尿路，在尿液中生长繁殖，并侵犯尿路黏膜或组织而引起损伤。按病原体侵袭的部位不同，分为肾盂肾炎、膀胱炎、尿道炎。肾盂肾炎又称上尿路感染；膀胱炎和尿道炎合称下尿路感染。由于儿童时期感染局限在尿路某一部位者较少，且临床上又难以准确定位，故常不加区别，统称为泌尿道感染。可根据有无临床症状，分为症状性泌尿道感染和无症状性菌尿。

据我国 1982 年全国调查显示，泌尿道感染占本系统疾病的 8.5%；1987 年全国 21 省市儿童尿过筛检查统计，泌尿道感染占儿童泌尿系疾病的 12.5%。无论成人或儿童，女性泌尿道感染的发病率普遍高于男性，但新生儿或婴幼儿早期，男性发病率却高于女性。

无症状性菌尿是儿童泌尿道感染的一个重要组成部分，见于各年龄、性别的儿童，甚至 3 个月以下的小婴儿，但以学龄女孩更常见。

## 一、病因

任何致病菌均可引起泌尿道感染，但绝大多数为革兰阴性杆菌，如大肠埃希菌、副大肠埃希菌、变形杆菌、克雷白杆菌、铜绿假单胞菌，少数为肠球菌和葡萄球菌。大肠埃希菌是泌尿道感染中最常见的致病菌，约占 60% ～ 80%。初次患泌尿道感染的新生儿、所有年龄的女孩和 1 岁以下的男孩，主要的致病菌仍是大肠埃希菌；而在 1 岁以上男孩主要致病菌多数是变形杆菌。对于 10 ～ 16 岁的女孩，白色葡萄球菌亦常见；克雷白杆菌和肠球菌多见于新生儿泌尿道感染。

## 二、发病机制

细菌引起泌尿道感染的发病机制错综复杂，是宿主内在因素与细菌致病性相互作用的 结果。

## （一）感染途径

1. 上行性感染：这是泌尿道感染最主要的感染途径。致病菌从尿道口上行并进入膀胱，引起膀胱炎，膀胱内的致病菌再经输尿管移行至肾脏，引起肾盂肾炎。引起上行性感染的致病菌主要是大肠埃希菌，其次是变形杆菌或其他肠道杆菌。膀胱输尿管反流（VUR）常是细菌上行性感染的直接通道。

2. 血源性感染：经血源途径侵袭尿路的致病菌主要是金黄色葡萄球菌。

3. 淋巴感染和直接蔓延：结肠内和盆腔的细菌可通过淋巴管感染肾脏，肾脏周围邻近器官和组织的感染也可直接蔓延。

## （二）宿主内在因素

1. 尿道周围菌种的改变及尿液性状的变化，为致病菌入侵和繁殖创造了条件。

2. 细菌黏附于尿路上皮细胞（定植）是其在泌尿道增殖引起泌尿道感染的先决条件。

3. 泌尿道感染患者分泌型 IgA 的产生存在缺陷，使尿中分泌型 IgA 浓度减低，增加发生泌尿道感染的机会。

4. 先天性或获得性尿路畸形，增加泌尿道感染的危险性。

5. 新生儿和小婴儿抗感染能力差，易患泌尿道感染。尿布、尿道口常受细菌污染，且局部防卫能力差，易致上行感染。

6. 糖尿病、高钙血症、高血压、慢性肾脏疾病、镰状细胞贫血及长期使用糖皮质激素或免疫抑制剂的患儿，其泌尿道感染的发病率可增高。

## （三）细菌毒力

宿主无特殊易感染的内在因素，如泌尿系结构异常，则微生物的毒力是决定细菌能否引起上行性感染的主要因素。

### 三、临床表现

#### （一）急性泌尿道感染

临床症状因患儿年龄组的不同存在着较大差异。

1. 新生儿：临床症状极不典型，多以全身症状为主，如发热或体温不升、苍白、吃奶差、呕吐、腹泻等。许多患儿有生长发育停滞，体重增长缓慢或不增，伴有黄疸者较多见。部分患儿可有嗜睡、烦躁甚至惊厥等神经系统症状。新生儿泌尿道感染常伴有败血症，但其局部排尿刺激症状多不明显，30% 的患儿血和尿培养出的致病菌一致。

2. 婴幼儿：临床症状也不典型，常以发热最突出。拒食、呕吐、腹泻等全身症状也较明显。局部排尿刺激症状可不明显，但细心观察可发现有排尿时哭闹不安、尿布有臭味和顽固性尿布疹等。

3. 年长儿：以发热、寒战、腹痛等全身症状突出，常伴有腰痛和肾区叩击痛、肋脊角压痛等。同时尿路刺激症状明显，患儿可出现尿频、尿急、尿痛、尿液混浊，偶见肉眼血尿。

#### （二）慢性泌尿道感染

是指病程迁延或反复发作，伴有贫血、消瘦、生长迟缓、高血压或肾功能不全者。

#### （三）无症状性菌尿

在常规的尿过筛检查中，可以发现健康儿童中存在着有意义的菌尿，但无任何尿路感染症状。这种现象可见于各年龄组，在儿童中以学龄女孩常见。无症状性菌尿患儿常同时伴有尿路畸形和既往有症状的尿路感染史。病原体多数是大肠埃希菌。

### 四、辅助检查

#### （一）尿常规检查及尿细胞计数

①尿常规检查：如清洁中段尿离心沉渣中白细胞 ≥ 5/HPF，即可怀

疑为尿路感染。血尿也很常见。肾盂肾炎患者有中等蛋白尿、白细胞管型尿及晨尿的比重和渗透压减低。②1小时尿白细胞排泄率测定：白细胞数$> 30×10^4/h$为阳性，可怀疑泌尿道感染；$< 20×10^4/h$为阴性，可排除泌尿道感染。

### （二）尿培养细菌学检查

尿细菌培养及菌落计数是诊断泌尿道感染的主要依据。通常认为中段尿培养菌落数$> 10^5/mL$可确诊。$10^4 \sim 10^5/mL$为可疑，$< 10^4mL$为污染，应结合患儿的性别、有无症状、细菌种类及繁殖力综合评价临床意义。由于粪链球菌一个链含有32个细菌，一般认为菌落数在$10^3 \sim 10^4/mL$之间即可诊断。通过耻骨上膀胱穿刺获取的尿培养，只要发现有细菌生长，即有诊断意义。至于伴有严重尿路刺激症状的女孩，如果尿中有较多白细胞，中段尿细菌定量培养$\geq 10^2/mL$，且致病菌为大肠埃希菌类或腐物寄生球菌等，也可诊断为泌尿道感染。临床高度怀疑泌尿道感染而尿普通细菌培养阴性的，应进行L—型细菌和厌氧菌培养。

### （三）尿液直接涂片法找细菌

油镜下如每个视野都能找到一个细菌，表明尿内细菌数$> 10^5/mL$。

### （四）亚硝酸盐试纸条试验（Griess试验）

大肠埃希菌、副大肠埃希菌和克雷白杆菌呈阳性；产气杆菌、变形杆菌、铜绿假单胞菌和葡萄球菌呈弱阳性；粪链球菌、结核分枝杆菌呈阴性。如采用晨尿，可提高其阳性率。

### （五）其他

如尿沉渣找闪光细胞（甲紫沙黄染色）2万～4万个/小时可确诊。新生儿上尿路感染血培养可阳性。

## 五、诊断和鉴别诊断

年长儿泌尿道感染症状与成人相似，尿路刺激症状明显，常是就诊的主诉。如能结合实验室检查，可立即得以确诊。但对于婴幼儿，特别是新生儿，由于排尿刺激症状不明显或缺如，而常以全身表现较为突出，易致漏诊。故对病因不明的发热患儿都应反复进行尿液检查，争取在用抗生素治疗前进行尿培养、菌落计数和药物敏感试验。凡具有真性菌尿者，即清洁中段尿定量培养菌落数 $\geqslant 10^5/mL$ 或球菌 $\geqslant 10^3/mL$，或耻骨上膀胱穿刺尿定性培养有细菌生长，即可确立诊断。

完整的泌尿道感染的诊断除了评定泌尿系被细菌感染外，还应包括以下内容：①本次感染系初染、复发或再感染。②确定致病菌的类型并进行药物敏感试验。③有无尿路畸形，如膀胱输尿管反流、尿路梗阻等，如有膀胱输尿管反流，还要进一步了解"反流"的严重程度和有无肾脏瘢痕形成。④感染的定位诊断，即上尿路感染或下尿路感染。

泌尿道感染需与肾小球肾炎、肾结核及急性尿道综合征鉴别。急性尿道综合征的临床表现为尿频、尿急、尿痛、排尿困难等尿路刺激症状，但清洁中段尿培养无细菌生长或为无意义性菌尿。

## 六、治疗

治疗目的是控制症状，根除病原体，去除诱发因素，预防再发。

### （一）一般处理

1．急性期需卧床休息，鼓励患儿多饮水以增加排尿量，女孩还应注意外阴部的清洁卫生。

2．鼓励患儿进食，供给足够的热能、丰富的蛋白质和维生素，以增强机体的抵抗力。

3．对症治疗：对高热、头痛、腰痛的患儿应给予解热镇痛剂缓解症状。对尿路刺激症状明显者，可用阿托品、山莨菪碱等抗胆碱药物治疗或口服碳酸氢钠碱化尿液，以减轻尿路刺激症状。

### （二）抗菌药物治疗

选用抗生素的原则：①感染部位，对肾盂肾炎应选择血浓度高的药物，对膀胱炎应选择尿浓度高的药物。②感染途径，对上行性感染，首选磺胺类药物治疗。如发热等全身症状明显或属血源性感染，多选用青霉素类、氨基糖苷类或头孢菌素类单独或联合治疗。③根据尿培养及药物敏感试验结果，同时结合临床疗效选用抗生素。④药物在肾组织、尿液、血液中都应有较高的浓度。⑤选用的药物抗菌能力强，抗菌谱广，最好能用强效杀菌剂，且不易使细菌产生耐药菌株。⑥对肾功能损害小的药物。

1. 症状性泌尿道感染的治疗：对下尿路感染，在进行尿细菌培养后，经验用药初治道选阿莫西林 / 克拉维酸钾，20 ～ 40mg/（kg·d），分 3 次；或复方磺胺甲硝唑（SMZCo）30 ～ 60mg/（kg·d），分 2 次。连用 7 ～ 10 天。

对上尿路感染或有尿路畸形的患儿，在进行尿细菌培养后，经验用药一般选用广谱或两种抗菌药物，如头孢曲松，75mg/（kg·d），每日 1 次；头孢噻肟，150mg/（kg·d），分次静脉滴注。疗程 10 ～ 14 天。治疗开始后应进行尿液检查，必要时随访尿细菌培养以指导和调整用药。

对婴幼儿要注意及时行超声检查，必要时行排泄性膀胱尿路造影和 $^{99m}Tc$ — DMSA 肾皮质核素显像，排除尿路畸形后方可停止用药。

2. 无症状性菌尿的治疗：单纯无症状性菌尿一般无须治疗。但若并发尿路梗阻、膀胱输尿管反流或存在其他尿路畸形，或既往感染使肾脏留有陈旧性瘢痕者，则应积极选用上述抗菌药物治疗。疗程 7 ～ 14 天，继之给予小剂量抗菌药物预防，直至尿路畸形被矫治为止。

3. 再发泌尿道感染的治疗：再发泌尿道感染有两种类型，即复发和再感染。复发是指原来感染的细菌未完全杀灭，在适宜的环境下细菌再度滋生繁殖。绝大多数患儿复发多在治疗后 1 个月内发生。再感染是指上次感染已治愈，本次是由不同细菌或菌株再次引发泌尿道感染。再感染多见于女孩，多在停药后 6 个月内发生。

再发泌尿道感染的治疗在进行尿细菌培养后选用 2 种抗菌药物，疗程以 10 ～ 14 天为宜，然后予以小剂量药物维持，以防再发。

### （三）泌尿道感染的局部治疗

常采用膀胱内药液灌注治疗，主要治疗经全身给药治疗无效的顽固性慢性膀胱炎患者。

## 七、预后

急性泌尿道感染经合理抗菌治疗，多数于数日内症状消失、治愈；但有近 50% 的患者可复发或再感染。再发病例多伴有尿路畸形，其中以膀胱输尿管反流最常见。膀胱输尿管反流与肾瘢痕关系密切，肾瘢痕的形成是影响儿童泌尿道感染预后的最重要的因素。

## 八、预防

泌尿道感染的预防包括：①注意个人卫生，不穿紧身内裤，勤洗外阴以防止细菌入侵。②及时发现和处理男孩包茎、女孩处女膜伞、蛲虫感染等。③及时矫治尿路畸形，防止尿路梗阻和肾瘢痕形成。

# 第七章　血液系统疾病

## 第一节　再生障碍性贫血

再生障碍性贫血（简称再障）是由多种病因导致的骨髓造血功能衰竭的一种全血细胞减少综合征。临床上主要表现为贫血、出血、发热、全血细胞减少，多无脾及淋巴结肿大。

### 一、病因

1. 本病有一定遗传倾向，部分患者存在对某些致病因素诱发的特异性异常免疫反应易感性增强及"脆弱"骨髓造血功能倾向。

2. 造血干／祖细胞内在早缺陷，包括量的减少和质的异常，特别是 $CD^+34$ 细胞减少程度与病情严重性呈正相关。

3. 异常免疫反应损伤造血干／祖细胞；造血微循环支持功能缺陷，均能导致再障性贫血。

### 二、诊断

（一）急性型（重型再障Ⅰ型）

1. 临床表现

（1）发病急，病程短，1～7个月，进展快，贫血呈进行性加剧且重。

（2）常伴有难以控制的严重感染。

（3）出血严重，常有内脏及颅内出血，肝、脾、淋巴结无肿大。

2．辅助检查

（1）血常规有重度贫血，呈正细胞正色素性贫血；网织红细胞＜1%，绝对值＜15×10⁹/L；中性粒细胞绝对值＜0.5×10⁹/L；血小板＜（10～20）×10⁹/L。

（2）骨髓象多部位增生严重减低，三系造血细胞明显减少，非造血细胞增加，骨髓小粒中非造血细胞明显增多。

具备急性贫血的临床表现，外周血三系减少应高度怀疑本病；确诊要依据骨髓检查结果。

## （二）慢性型

1．临床表现

起病缓慢，病程长，1～4年以上；贫血、出血及感染较轻。

2．辅助检查

（1）血常规：常有全血细胞减少，呈正细胞正色素性贫血，红细胞形态轻度异常，多见椭圆形红细胞，网织红细胞＜1%，偶有白细胞＜4.0×10⁹/L，淋巴细胞相对升高。

（2）骨髓象：骨髓增生不良，亦可有灶性增生，如增生良好，红系中晚幼红炭核细胞增多，巨核细胞明显减少，非造血细胞增多，常＞50%。

（3）重型再障Ⅱ型为慢性型治疗过程中病情恶化所导致，临床症状、血常规及骨髓象与急性再障相同。

（4）中性粒细胞碱性磷酸酶染色积分值多增高。

（5）骨髓造血干细胞培养显示粒单细胞集落、突发粒单集落及红系集落均减少。

本病诊断依据骨髓象检查结果。

## 三、鉴别诊断

### （一）小儿白血病

该病也有全血细胞减少，但周围血中可发现大量幼稚细胞，骨髓穿刺涂片可鉴别。

### （二）阵发性血红蛋白尿

该病也可出现全血细胞减少，但反复进行尿液检查可出现血红蛋白尿，网织红细胞虽然可明显减低，但波动较大。

## 四、治疗

### （一）一般疗法

1. 病因治疗：查找病因并及时去除。停止接触或口服可能致病药物、化学毒品、避免放射线照射。

2. 加强护理，保证营养供给，防止出血及感染，一旦感染，选择两种以上有效抗生素联合治疗。

### （二）对症治疗

颅内出血及失血性休克时，应输新鲜血和血小板；对决定进行骨髓移植的患儿，移植前尽量避免输血，以免增加排斥反应的发生。

### （三）急性再障的治疗

1. 免疫疗法：①抗胸腺细胞球蛋白（ATG）或抗淋巴细胞球蛋白（ALG）的应用，马 ATG 或猪 ATG，剂量 15mg/（kg·d），如用兔 ATG，剂量为 3～5mg/（kg·d），连续静滴 5 日；用前需做过敏试验。注意血清病和血小板减少等不良反应，必要时反复输新鲜血或血小板悬液，防止出血及感染。②大剂量甲泼尼龙，剂量为 30mg/（kg·d），连续静滴 3 日后，减量，一般每周减量一半，直至 1mg/（kg·d）后停药。③环孢素 A，剂量 10～20mg/（kg·d），使血浓度达 500～800ng/mL

后，逐渐减量到 1 ～ 5mg/（kg·d），维持 3 个月以上。④大剂量丙种球蛋白，静脉滴注剂量按 1g/kg，每 4 周 1 次，6 个月可缓解。

2. 骨髓移植：应用组织相容性一致的供者骨髓做同种异体骨髓移植。

3. 胚胎肝输注：用胚胎肝单个核细胞悬液，可以连续数次，可改善症状。

### （四）慢性再障的治疗

1. 雄激素：能使血清中促红细胞生成素（EPO）增多，使骨髓中红系祖细胞及粒单系祖细胞生成增加，促进定向干细胞进入增生周期。

以上药物应用至少 2 ～ 3 个月后网织红细胞先上升，然后血红蛋白逐渐上升，继之白细胞回升，血小板回升最慢，半年后才回升。应长期用药，但应注意肝功能损害等不良反应。

2. 糖皮质激素：可减轻雄激素的不良反应，防止长骨骨化和早期融合，可减少出血倾向，一般常用泼尼松 0.5 ～ 1mg/（kg·d）分次口服。

3. 改善造血微环境药物：包括神经刺激或血管扩张药，可通过兴奋骨髓神经，扩张骨髓血管，改善骨髓造血微环境，从而刺激和滋养造血祖细胞增生。①硝酸士的宁，5 日疗法：分别以 1mg、1mg、2mg、2mg、3mg 连续肌内注射 5 日，间隔 2 日，重复应用。10 日疗法：分别以 1mg 2 日，2mg 5 日，3mg 3 日，连续肌内注射，间隔 4 日，重复应用，直至缓解。20 日疗法：剂量 2 ～ 3mg/d，连续肌内注射 20 日，间隔 5 日，重复应用。②一叶萩碱，剂量 8mg/d 肌内注射，每日 1 次，一般用药 1.5 ～ 2 月见效，疗程不少于 4 个月，与司坦唑醇合用较单用疗效好。③山莨菪碱（654-2），0.5 ～ 2mg/（kg·d），每日 2 次，静脉滴注。

4. 其他药物：氯化钴、碳酸锂、植物血凝素（PHA）、左旋咪唑、胸腺素、多抗甲素等均可试应用。

5. 胎肝输注用于慢性再障较急性再障疗效好。

6. 脐血输注脐血中含有较多的造血干细胞及较高水平的造血刺激因

子，输注后近期内可改善血常规，稳定病情，减少输血次数。

7. 脾切除：骨髓增生接近正常，有红细胞寿命缩短的证据，内科疗法 0.5 年以上无效的较重病例，可考虑脾切除。

8. 造血生长因子的应用：文献中已应用了重组粒系集落刺激因子（rhCSF-G），重组单系集落刺激因子（rhCSF-GM）。

9. 骨髓移植：急性型再障或慢性重型再障于诊断后 2～3 周内可进行骨髓移植。

# 第二节　血小板减少性紫癜

血小板减少性紫癜是由于血小板数量的减少而导致的出血性疾病，主要表现为皮肤出血点、紫癜或瘀斑，常伴鼻腔和口腔黏膜出血，严重者可出现内脏器官出血而威胁患儿生命。其中特发性血小板减少量紫癜（ITP）是小儿最常见的出血性疾病，其发病与免疫机制有关。

## 一、诊断

### （一）病史采集

1. 发病年龄

急性 ITP 多于婴幼儿期发病，7 岁以后明显减少；慢性 ITP 发病年龄相对偏大，多在学龄期以后起病。巨大血管瘤合并的血小板减少多数在小婴儿或新生儿期发病，新生儿期起病的血小板减少性紫癜还应注意母亲有无自身免疫性疾病尤其是慢性 ITP 等。

2. 起病情况

急性 ITP 多数为急性起病，病前往往有上呼吸道感染的病史。慢性 ITP 多数起病隐潜，出血症状相对较轻。

3. 主要临床表现

血小板＜ $5 \times 10^9$/L 时，可见皮肤黏膜出血，也可有大量鼻出血或齿龈出血以及由此引起的呕血和黑便，青春期女孩也可表现为月经过多。

严重病例可合并内脏器官出血，须仔细询问有无头痛、抽搐以及血尿等症状。

4．其他症状

ITP除出血外一般没有其他症状，继发性血小板减少性紫癜患儿则可伴有原发病的表现。应询问有无发热、贫血、黄疸、关节痛等，有无湿疹，有无中枢神经系统症状和肾脏受累的表现。

## （二）体格检查

1．一般情况

ITP患儿一般精神良好，继发性者可因原发病有发热、乏力等症状。

2．皮肤黏膜

可出现散在皮肤出血点、紫癜或瘀斑，常有球结膜下出血，合并大量出血者可有皮肤黏膜苍白，继发性血小板减少的患儿部分有黄疸等溶血表现。

3．其他部位出血

合并颅内出血者有神经系统的体征，合并胸腹腔、关节出血者可有相应的局部表现。

4．肝脾、淋巴结

少数急性ITP患儿可有轻度脾大，部分继发性者可因原发病而有不同程度的肝脾、淋巴结肿大。

5．特殊的临床表现

Kasabach-Merritt综合征的小婴儿可于四肢或躯干发现血管瘤肿块，伴有湿疹的男婴则需注意Wiskortt-Aldrich综合征。血栓性血小板减少性紫癜患儿可因肾脏受累而出现水肿。

## （三）门诊资料分析

1．血常规

ITP患儿血小板计数不同程度减少，平均血小板容积（MPV）多数增加。白细胞和红细胞一般正常，合并大量出血者可有红细胞、血红蛋白下降，网织红细胞增多。

2．出凝血功能检查

出血时间延长，凝血时间正常，血块收缩不良。凝血酶原时间和部分凝血活酶时间正常。血小板极度减少时，凝血时间也可延长。

3．其他常规检查

尿常规检查一般无异常，极度血小板减少时也可出现血尿。大便潜血可阳性，但需注意消化道出血与口鼻腔出血咽下后所致的黑便鉴别。

（四）进一步检查项目

1．补充门诊未做的血常规及大小便常规检查

动态监测血小板计数，尤其应注意 MPV 大小：血小板破坏增多时 MPV 增加，血小板产生减少所致者 MPV 多数正常，Wiskott-Aldrich 综合征患儿 MPV 则多数降低。

2．骨髓涂片检查

ITP 的骨髓象主要表现为巨核细胞正常或增多，幼稚巨核细胞比例增加，产板巨核细胞少见。这种骨髓象仅反映了血小板的消耗增多，也可见于其他破坏增多引起的血小板减少症。骨髓涂片检查的主要目的为排除其他疾病如再生障碍性贫血或白血病等。

3．血小板抗体检测

血小板表面抗体或血清血小板抗体阳性提示存在血小板的免疫性破坏。考虑到其敏感性及特异性，急性 ITP 患者并不依赖于血小板抗体检查。

4．血小板放射性核素检查

输入放射性核素 $^{51}$Cr 或 $^{111}$In 的血小板，可以测定血小板寿命及其滞留和破坏的部位（脾、肝、肺、骨髓）。ITP 患儿血小板寿命常明显缩短。

5．ANA 与抗 ds-DNA ANA

抗 ds-DNA 阳性有助于系统性红斑狼疮的诊断，在青春期的患儿，ANA 阳性同时也是 ITP 向慢性发展的一个预测因子。

6．纤维蛋白降解产物（FDP）

与 D- 二聚体：以 D- 二聚体的特异性最高。这是体内存在血栓形成

的证据，反映了凝血性血小板消耗，见于 DIC、血栓性血小板减少性紫癜及巨大血管瘤引起的血小板减少。

7．抗人球蛋白试验（Coomb's 试验）

血小板减少伴溶血性贫血的患儿应做此项检查，Coomb's 试验阳性提示 Evans 综合征。

8．免疫功能检测

Wiskott-Aldrich 综合征患儿同时存在免疫缺陷，血 IgA 和 IgE 升高、IgM 降低，$CD_{43}$ 阳性淋巴细胞减少。

9．病毒学检查

ITP 的发病常与病毒感染有关，某些病毒感染也可使病情顽固难治。常规的病毒学检查应包括巨细胞病毒、EB 病毒、HIV、肝炎病毒、风疹病毒等。

## 二、治疗

### （一）治疗原则

1．避免外伤和使用抗凝药物，预防出血。

2．血小板严重减少者输注血小板，防止严重大出血。

3．治疗原发病，尽快有效提升血小板数量。

4．对慢性 ITP 患儿的治疗，需注意药物的不良反应，权衡治疗方案的利弊。

### （二）治疗计划

1．一般疗法

（1）根据血小板减少的程度，适当限制活动，防止外伤，避免使用抗凝药物，预防出血。

（2）表浅部位出血的处理：对口腔、鼻腔黏膜出血，可采用局部压迫的办法止血，也可使用促凝血的药物如酚磺乙胺、EACA 等（后者禁用于凝血消耗引起的血小板减少）。

（3）血小板输注：血小板低于 $20 \times 10^9/L$ 并有活动性出血时需要输

注血小板，合并感染发热时血小板消耗增加，输血小板的指征要放宽。由于抗体的存在，输入的血小板容易被破坏，因此免疫性血小板减少患儿一般不主张输注血小板，适应证仅限于并发内脏出血或需要手术时才应急输注。

2. ITP 的特殊治疗

（1）糖皮质激素：糖皮质激素可以减少血小板的破坏和降低毛细血管通透性，从而减轻出血症状。泼尼松每天剂量 $1.5 \sim 2mg/kg$，疗程 $2 \sim 4$ 周或用至血小板计数超过 $20 \times 10^9/L$，然后快速减量至停用。在治疗慢性 ITP 时如果泼尼松有效则应缓慢减量以维持血小板数于安全的水平（无出血症状、$20 \times 10^9/L$ 以上）。也可用甲泼尼龙冲击疗法，$15 \sim 30mg/$（$kg \cdot d$），连用 3 天后改口服。糖皮质激素治疗的主要目的是使患儿安全度过出血危险期，并不能影响 ITP 的自然病程，且不良反应也很明显，因此不应长期使用；停药后如有复发，可临时再用。用糖皮质激素之前应先作骨髓检查排除其他疾病尤其是急性淋巴细胞白血病，因治疗后可干扰后者的诊断。

（2）大剂量静脉注射丙种球蛋白（IVIG）：大剂量 IVIG 可以通过封闭受体避免血小板被吞噬细胞破坏，并可抑制免疫反应使血小板抗体减少。剂量为每次 $1g/kg$，每天 1 次，用 $1 \sim 2$ 天，95% 患者有效，1 天内血小板数可回升，维持数天至数周，但对急性 ITP 和慢性 ITP 的急性出血期来说已足够。不良反应少见，偶有头痛、呕吐等无菌性脑膜炎症状。IVIG 也可用于其他原因引起的免疫性血小板减少性紫癜，且不影响排除其他血液病的骨髓检查。

（3）抗 Rh-D 抗体：抗 Rh-D 免疫球蛋白可封闭网状内皮细胞的 Fc 受体从而干扰了血小板的破坏，起效较 IVIG 治疗稍慢，但持续时间较长。适用于 Rh-D（+）的难治病例，多数患者有效。因慢性 ITP 患儿有部分可自行缓解，在起病 1 年内使用抗 Rh-D 免疫球蛋白，有可能避免脾切除。副反应包括一过性的发热、头痛以及轻度溶血和 Coombs 反应阳性。

（4）抗 $CD_{20}$：抗 $CD_{20}$ 单克隆抗体（Rituximab，美罗华）清除 B 淋

巴细胞以减少血小板抗体的产生，可用于难治性 ITP，约一半患者有效。

（5）免疫抑制剂：对顽固难治病例，可试用长春新碱 $1.5 \sim 2mg/m^2$（每次最大量不超 2mg），加入生理盐水中缓慢静脉滴注，每周一次共 6 次，2/3 患者有效。一般 1 周后血小板计数可明显升高，停药后可复发。或硫唑嘌呤口服 $1 \sim 3mg/（kg \cdot d）$，起效慢（$1 \sim 4$ 个月），半数患者血小板可升高，有效者用至 18 个月，停药后可复发。也可用环磷酰胺、环孢素 A 等，这些药物不良反应较大，疗效不一，因此仅限用于慢性难治的病例。

（6）脾切除：约 72% 患者脾切除后血小板计数可恢复，主要适用于慢性 ITP 经内科正规治疗，血小板计数持续低于 $20 \times 10^9/L$ 并有反复出血症状者，以及急性 ITP 伴威胁生命的内脏出血而经激素、IVIG 及输注血小板仍不能迅速提升血小板数的患者。考虑到严重感染的风险以及儿童患者有自行缓解的可能性，年龄越小的患儿，切除脾越应慎重。目前对 ITP 患儿切脾的指征仍有不同的看法，总体而言，国内的态度相对保守而国外则相对积极些。切脾手术有开放式切脾和经腹腔镜切脾两种，以后者损伤少为首选。切脾前必须排除其他疾病引起的继发性血小板减少如 SLE 等，并应接种嗜血流感杆菌 B、肺炎双球菌和脑膜炎双球菌疫苗，术后要注意预防细菌感染，对怀疑细菌感染的发热患者要积极使用抗生素。

### （三）治疗方案的选择

1. 急性 ITP

首选大剂量 IVIG，也可选用糖皮质激素治疗。血小板 $50 \times 10^9/L$、没有出血症状时，可以观察，不必治疗。

2. 慢性 ITP

没有出血症状、血小板 $> 30 \times 10^9/L$ 时不必治疗，主要为监测血小板变化并适当限制活动、防止外伤。血小板低于 $10 \times 10^9/L$ 或有出血症状时，可临时使用大剂量 IVIG，或用糖皮质激素，血小板上升后激素减量停用。对病情频繁反复或血小板持续明显降低者，可考虑切脾。

3. 难治性 / 顽固性 ITP

除 IVIG 和糖皮质激素外，可试用免疫抑制剂，疗效差者可考虑切除脾。

## 第三节　骨髓增生异常综合征

骨髓增生异常综合征（MDS）是一组临床表现为难治性贫血、感染和出血，外周血象表现为血细胞减少，骨髓为活跃或明显活跃增生，三系有病态造血，或原始细胞和早期细胞增多的综合征。各年龄组均可发病。1953 年 Block 等首先称之为白血病前期，简称"白前"。但并非所有的"白前"均转化为白血病，"白前"的诊断仅合适于已转化为白血病的回顾性诊断，因此 1976 年巴黎会议建议将这一组疾病称之为骨髓增生异常综合征，并渐被广泛接受。

Hasle 等报告丹麦 1980—1991 年小于 15 岁的儿童 MDS 年发病率为 4/100 万，婴幼儿 MDS 的年发病率显著高于年长儿童，近 1/3 患儿伴发先天性或遗传性异常。

### 一、分类

2003 年 Hasle 等参照成人 MDS 的 WHO 诊断分型标准提出了一个儿童 MDS 的 WHO 分型标准，并提出了儿童 MDS 的最低诊断标准，认为至少符合以下四项中的任何两项方可诊断为 MDS。

1. 持续性不能解释的血细胞减少（中性粒细胞减少、血小板减少或贫血）。

2. 至少二系有发育异常的形态学特征。

3. 造血细胞存在获得性克隆性细胞遗传学异常。

4. 原始细胞增高（≥ 5%）。

按 FAB 标准诊断的儿童难治性贫血（RA）患儿与成人 RA 患者相比具有以下几点主要区别：①外周血贫血（Hb < 100g/L）所占比例较

低（46%），主要表现为中性粒细胞绝对值（ANC）减少（其中 ANC < 0.5×10⁹/L 比例为 27%）和 / 或血小板数减低（< 150×10⁹/L 比例为 75%）。②骨髓增生减低比例较高（43%）。③粒细胞系统和巨核细胞系统发育异常的细胞形态学改变与疾病演进和预后无相关性。

因此，采用难治性血细胞减少（RC）的定义而非 RA。RC 的确诊，特别是无克隆性染色体核型异常患儿，有时显得较困难。首先需能除外感染、代谢性疾病、营养缺乏症、药物。

## 二、临床表现

### （一）MDS 的临床表现

通常起病隐匿，症状轻重取决于贫血、白细胞和血小板减少的程度和速度。有头晕、乏力、衰弱、食欲减退和长达数月至数年的贫血症，部分病例体重减轻。并发症以出血和感染多见，在未转变为急性白血病的病例中，大多死于这两个原因，两者的发生率约分别为 20% 和 39%。出血常表现为皮肤黏膜瘀点和瘀斑，重者反复鼻出血、牙龈渗血、血尿、消化道出血，甚至颅内出血，有出血表现者约占 MDS 患者的 60% ～ 80%。感染中以下呼吸道感染为多见，占 60% ～ 70%，其他可表现为肛门、会阴部感染，脓疱症和败血症等。肝、脾大者较多见，但淋巴结增大者不多，5% ～ 20%。还可有四肢骨关节酸痛。MDS 的病程长短不一，最短者 2 个月，较长者 8 ～ 10 年，个别可达 20 年，但大多在 2 年以下。

### （二）儿童 MDS FAB 亚型的特异表现

儿童 MDS 与成人不同，以外周血细胞减少的增生低下型 MDS 多见，幼稚细胞增多向白细胞转化的 MDS 相对少见。幼年型慢性粒单核细胞白血病（JMML）是儿童特有的 MDS 亚类。MDS 有原发和继发之分，儿童原发性 MDS 可进一步分为难治性血细胞减少症（RC）、难治性贫血伴幼稚细胞增多（RAEB）、难治性贫血伴幼稚细胞增多向白细胞转化（RAEBT）。新的 WHO MDS 分型是否适合于儿童患者一直受到质疑。

### 1. JMML

也称 JCMML，在临床血液学、细胞生物学和分子学等方面与成人慢性髓系白血病（CML）明显不同。JMML 主要发生在 4 岁以下的婴幼儿，男性较女性多见。皮肤损害症状明显，特别是面部皮疹是常见而重要的体征之一，多数患儿脾大，部分患儿肝脏和淋巴结增大。外周血中白细胞计数及单核细胞绝对数增多，贫血、血小板减少，血液中胎儿血红蛋白（HbF）持续性地明显增高，常 > 10%，骨髓增生明显活跃，原始细胞及单核细胞增多，巨核细胞减少，病态造血的特征常不明显，6% ～ 24% 的患儿表现有 7 号染色体单体（-7），体外培养 CFU-GM 呈自发性生长，对 GM-CSF 刺激敏感性增高，患儿对化疗反应不敏感，生存期短，但急性白血病转化率相对较低，多数患儿死于骨髓衰竭并发症。

### 2. 7 号染色体单体

是儿童 MDS 较多见的染色体异常变化。占原发性儿童 MDS 的 40%，伴有先天性或遗传异常的儿童 MDS 常出现 7 号染色体单体（-7）。男孩多见，男女比为 4.7：1。外周血白细胞和单核细胞增多，贫血，血小板减少，常见幼稚红细胞和幼稚粒细胞，骨髓呈增生性特征。患儿经常发生感染，肝、脾、淋巴结增大，多很快转化为 AML。7 号染色体单体（-7）在 MDS 发病中的作用机制尚不明。

### 3. 约 1/3 儿童 MDS 存在先天或遗传异常

如 Down 综合征、Fanconi 综合征、神经纤维瘤 Ⅰ 型（NF-1）、Bloom 综合征、先天性中性粒细胞减少、血小板储存池病、家族性 -7 综合征、线粒体细胞病、非特异性免疫缺陷以及不能分类的其他先天性异常等，这些患儿发病年龄大多大于 2 岁，AML 的转化率较原发性儿童 MDS 为低。

成人 WHO MDS 诊断分型标准中按骨髓原始粒细胞比例将 RAEB 再分为 RAEB-Ⅰ（骨髓原始细胞 5% ～ 9%）和 RAEB-Ⅱ（骨髓原始细胞 10% ～ 19%）两型，此外，将 MDS 和 AML 骨髓原始细胞的分界降低为 0.20，取消了 RAEB-t 亚型，但现有资料表明这并不适合儿童 MDS。如果患者有原发性 AML 特有的染色体及其融合基因异常，如 t（8；21）/AML1-ETO，t（15；17）/PML-RARa，Inv（16）/CBFβ-MYH11，t（9；11）/MLL-AF9 等，不管原始细胞比例是多少均应诊断 AML。对于那些骨髓原始细胞比例在 20% ～ 30% 的患儿，如无临床和儿童 MDS 特征性 7 号染色单体异常或前述原发性 AML 特征性染色体核型异常，应在几周后重复骨髓检查，如果骨髓原始细胞比例超过 30% 则诊断为 AML，如果骨髓原始细胞比例保持稳定则诊断为 RAEB-t。

## 三、诊断

### （一）外周血常规

常表现为一系或一系以上血细胞减少，部分患儿网织红细胞百分率有增高。贫血一般呈正细胞、正色素性，红细胞大小不一，可见单个核或多核有核红细胞及卵形大红细胞。粒系形态变化较明显，核浆发育不平衡，可出现 Pelgen-Huet 畸形（分叶减少的中性粒细胞），也可伴分叶过多畸形，或中性粒细胞胞质中颗粒减少，或无颗粒以及其他的形态异常表现。单核细胞常可见增多。血小板及其颗粒常减少，可见大型血小板或形态异常，电镜下可呈空泡形成，糖原减少，微小管缺乏，小管系统扩张等变化。有些患儿血小板计数可正常，但有出血倾向，血小板对胶原、ADP 等诱导的聚集作用异常，黏附性降低。

### （二）骨髓涂片

MDS 的骨髓象呈现病态造血的现象。1/2 ～ 3/4 患儿骨髓有核细胞增生亢进或正常，约 1/4 患儿骨髓增生减低，尤其是继发性 MDS 骨髓增生常低下，而骨髓增生活跃时常伴有纤维化，因此常出现骨髓不易抽出（"干抽"现象）。红系病态造血表现为，红系增生过多（＞ 60%）或过少（＜ 5%），多数患儿的幼红细胞有巨幼样改变，出现环状铁粒幼红细胞、多核红细胞、核分裂、核凹陷以至核分叶、胞质染色不均匀、多嗜性红细胞及点彩红细胞，尤其 MDS 转变为白血病前，上述变化为较突出的表现。粒系病态造血表现为，颗粒减少或缺如或过大，成熟粒细胞胞质仍嗜碱，呈核浆发育不平衡表现，细胞核分叶过少（Pelger-Huet异常）或过多。巨核系病态造血表现为巨核细胞减少，出现小巨核细胞、大单个核巨核细胞、多核巨核细胞、胞质中颗粒加大或形态异常。小巨核细胞及巨大血小板偶尔出现在外周血中。

### （三）骨髓活检

除了观察骨髓中细胞学改变之外，还可见到下列主要的组织学变化红系前体细胞成熟过程障碍，常形成分化在同一阶段的幼红细胞岛，伴有早幼红细胞增多，骨髓中原粒细胞和早幼粒细胞离开骨小梁附近呈中心性簇生，这些异位的原粒和早幼粒细胞形成聚集（＞5个粒系前体细胞）或小簇（3～5个粒系前体细胞），称为异位的不成熟前体细胞（ALIP），巨核细胞形态异常，表现为体积有显著的大小不一，细胞核呈低分叶的鹿角样和不规则的过多分叶，小型巨核细胞（体积仅为正常的1/6）普遍多见。骨髓组织内细胞增生活跃者（造血组织＞50%）60%～70%，部分患者增生正常（造血组织30%～50%），少数患者骨髓造血细胞增生减低（＜30%）。还可见骨髓组织中硬蛋白纤维增多的现象，但没有胶原纤维增多。上述变化中，尤其是ALIP不仅有诊断价值，而且对估计MDS的预后有价值，有ALIP的患儿约有40%可发展成急性粒细胞白血病，平均生存期约16个月，无ALIP的MDS患儿仅10%发展成急性粒细胞白血病，平均生存期为33个月。

### （四）细胞遗传学

较常见的染色体异常有5q-，-7，＋8，＋21，7q-，假二倍体，亚二倍体，超二倍体，21-4体及-5等。极少数可出现pH染色体。5q-综合征患儿均有第5号染色体长臂缺失（其断裂点位置常在2区或3区）。细胞遗传学改变对MDS预后方面有以下共同特点：①正常核型者比异常核型者好。②单一异常者比多种异常者好（-7或7q-例外）。③核型稳定者比核型演变者好。

### （五）造血干细胞培养

一般采用 Pike 和 Robinson 建立的造血干细胞培养技术。MDS 时有明显的粒细胞，单核细胞集落形成单位（CFU-GM）形成障碍。凡在琼脂中生长形成 3～20 个细胞的细胞团称为小簇，形成 21～40 个细胞者称为大簇，形成 41 个以上细胞者称为集落。正常人 CFU-GM 体外培养形成中性粒细胞、单核、巨噬细胞或粒细胞性混合集落，细胞分化和形态均正常。MDS 的 CFU-GM 体外培养结果往往集落数低下，细胞集落和细胞簇中细胞成熟度及两者间比例显著低于正常对照组，为急性白血病相似的集落形成和细胞分化障碍。

### （六）MDS 患者机体免疫功能

有多种变化，有体液免疫异常和细胞免疫异常的各种表现，但无特异性，提示有免疫功能紊乱，主要以体液免疫和细胞免疫功能降低为主。

## 四、治疗

支持疗法是 MDS 最基本的治疗措施，贫血严重者输血或少浆红细胞，感染时用相应的抗生素。造血干细胞移植是目前唯一可以根治 MDS 的治疗方法。

### （一）造血干细胞移植

因造血干细胞移植唯一能使 MDS 治愈，如患儿一般情况好，应积极考虑作造血干细胞移植治疗，争取治愈。

大约 50% 的患者可以通过造血干细胞移植得到治愈，但不同的 MDS 亚型移植时机是不一样的，伴有幼稚细胞增多的 MDS 因为随时可能向白血病转化，且一旦转化成白血病治疗难度是很大的，所以应该尽早移植。不伴有幼稚细胞增高的 MDS 一般病情进展缓慢，有较长的稳定期，研究发现早移植与晚移植的疗效是没有差别的，所以一般不需要马上移植，只有当病情进展到反复输血依赖时才需要尽早移植。对于伴有 -7 染色体异常的 MDS，因为其病情进展比较快，所以也应该尽早移植。

作为儿童 MDS 的特有亚型 -JMML，造血干细胞移植前患者往往伴有明显肝脾大，对于巨大的脾脏是否移植前需要切脾有一定的争议，虽然切脾有助于植入、有助于减少血小板的输注，但来自欧洲 EWOG-MDS 100 例儿童 JMML 移植资料提示切脾并不能提高疗效，所以推荐移植前不必要切除脾。

RAEBT 患者移植前是否需要化疗就有很大争议，临床实践中往往从两个方面可以帮助我们做出决定，第一我们可以看看这些患者有否非随机的染色体异常，如：t（8；21）或 Inv16，如果伴有这样的染色体异常，即使幼稚细胞比例没有达到 30%，也已经是经典的 AML 了，也可以在严密观察下随访等待看幼稚细胞是否马上升高。第二就是看 RAEB、RAEBT 患者移植前化疗是否有助于提高疗效，来自欧美的研究并未发现这些患者在移植前接受化疗能提高疗效。因此目前一般认为伴有幼稚细胞增高的 MDS 患者不必要接受化疗，应该直接移植。

因为移植治疗是 MDS 患者获得治愈的唯一希望，其移植指针应该比任何类型的白血病还要强，所以一旦诊断明确，应积极寻找供体准备移植，为了防止病情变化，RAEB、RAEBT 患者不能花更多时间在选择供体上，即使是配型条件较差的非血缘相关供体甚至半相合供体都应积极考虑，以争取时间。

## （二）化学治疗

1. 小剂量阿糖胞苷：剂量为 $10 \sim 20mg/m^2$，每日 $1 \sim 2$ 次，皮下注射 10 日至 10 月，完全缓解者约 30%，部分缓解者约 30%，似乎延长存活期。

2. 小剂量三尖杉酯碱：$0.5 \sim 1mg$ 静脉滴注，每日或隔日 1 次，$10 \sim 15$ 次为一疗程，休息 $5 \sim 10$ 日，再接下一疗程。不良反应是骨髓抑制。

3. 联合化疗：常用联合化疗方案有 HOAP、HA、VP-16 + Arc-C、COAP、DA 等。但联合化疗后骨髓抑制持续的时间比急性白血病化疗后骨髓抑制时间长，且不易恢复，病态造血也难以纠正，容易并发致死性的严重感染，故宜慎重。

### （三）其他

包括免疫抑制药（环孢霉素、ATG）和 DNA 甲基化酶抑制药，除有 ATG 治疗儿童 MDS 的小系列报道外，其他药物极少有用于儿童 MDS 的研究报道。全反式维 A 酸对 MDS 剂量为每日 20 ～ 60mg/m²，疗程 1 ～ 9 个月。不良反应为皮肤黏膜干燥，ALT 增高，颅压增高等。

## 第四节　急性白血病

白血病是造血组织中某一血细胞系统过度增生，浸润到各组织和器官，从而引起一系列临床表现的恶性血液病。据调查，我国＜ 10 岁小儿白血病的发生率为 3/10 万～ 4/10 万，在＜ 15 岁的恶性肿瘤患病构成的调查中约占 35%；是我国最常见的小儿恶性肿瘤。男性发病率高于女性。急性白血病占 90% ～ 95%，慢性白血病仅占 3% ～ 5%。

### 一、病因

尚未完全明了，可能与下列因素有关。

### （一）病毒因素

多年研究已证明属于 RNA 病毒的反转录病毒（又称人类 T 细胞白血病病毒，HTLV）可引起人类 T 淋巴细胞白血病。其他病毒（如 EB 病毒）与白血病的关系也引起关注。

### （二）物理和化学因素

电离辐射能引起白血病。小儿对电离辐射较为敏感，在曾经放射治疗胸腺肥大的小儿中，白血病发生率较正常小儿高 10 倍；妊娠妇女照射腹部后，其新生儿的白血病发病率比未经照射者高 17.4 倍。苯及其衍生物、氯霉素、保泰松、乙双吗啉和细胞毒药物等均可诱发急性白血病。

### （三）遗传素质

白血病不属遗传性疾病，但在家族中却可有多发性恶性肿瘤的情况；少数患儿可能患有其他遗传性疾病，如 21- 三体综合征、先天性睾丸发育不全症、先天性再生障碍性贫血伴有多发畸形（Fanconi 贫血）、先天性远端毛细血管扩张性红斑症（Bloom 综合征）以及严重联合免疫缺陷病等，这些疾病患儿的白血病发病率比一般小儿明显增高。此外，同卵孪生儿中一个患急性白血病，另一个患白血病的概率为 20%，比双卵孪生儿的发病率高 12 倍。以上现象均提示白血病的发生与遗传素质有关。

## 二、诊断

### （一）临床表现

各型急性白血病的临床表现基本相同，主要表现如下：

1. 起病

大多较急，少数缓慢。早期症状有：面色苍白、精神不振、乏力、食欲低下，鼻衄或齿龈出血等；少数患儿以发热和类似风湿热的骨关节痛为首发症状。

2. 发热

多数患儿起病时有发热，热型不定，可低热、不规则发热、持续高热或张弛热，一般不伴寒战。发热原因之一是白血病性发热，多为低热且抗生素治疗无效；另一原因是感染，常见者为呼吸道炎症，齿龈炎，皮肤疖肿，肾盂肾炎、败血症等。

3. 贫血

出现较早，并随病情发展而加重，表现为苍白、虚弱无力、活动后气促等。贫血主要是由于骨髓造血干细胞受到抑制所致。

4. 出血

以皮肤和黏膜出血多见，表现为紫癜、瘀斑、鼻出血、齿龈出血，消化道出血和血尿。偶有颅内出血，为引起死亡的重要原因之一。出血的主要原因是骨髓被白血病细胞浸润，巨核细胞受抑制使血小板的生成减少。血小板还可有质的改变而致功能不足，从而加剧出血倾向。白血病细胞浸润肝脏，使肝功能受损，纤维蛋白原、凝血酶原和第Ⅴ因子等生成不足，亦与出血的发生有关。感染和白血病细胞浸润使毛细血管受损，血管通透性增加，也可导致出血倾向。此外，当并发弥散性血管内凝血时，出血症状更加明显。在各类型白血病中，以 $M_3$ 型白血病的出血最为显著。

5. 白血病细胞浸润引起的症状和体征

（1）肝、脾、淋巴结肿大：白血病细胞浸润多发生于肝、脾而造成其肿大，这在急性淋巴细胞白血病尤其显著。肿大的肝、脾质软，表面光滑，可有压痛。全身浅表淋巴结轻度肿大，但多局限于颈部、颌下、腋下和腹股沟等处，其肿大程度以急性淋巴细胞白血病较为显著。有时因纵隔淋巴结肿大引起压迫症状而发生呛咳、呼吸困难和静脉回流受阻。

（2）骨和关节浸润：小儿骨髓多为红骨髓，易被白血病细胞侵犯，故患儿骨、关节疼痛较为常见。约25%患儿以四肢长骨、肩、膝、腕、踝等关节疼痛为首发症状，其中部分患儿呈游走性关节痛，局部红肿现象多不明显，并常伴有胸骨压痛。骨和关节痛多见于急性淋巴细胞白血病。骨痛的原因主要与骨髓腔内白血病细胞大量增生、压迫和破坏邻近骨质以及骨膜浸润有关。骨骼 X 线检查可见骨质疏松、溶解，骨骺端出现密度减低横带和骨膜下新骨形成等征象。

（3）中枢神经系统浸润：白血病细胞侵犯脑实质和（或）脑膜时即引起中枢神经系统白血病（CNSL）。由于近年联合化疗的进展，使患儿的寿命得以延长，但因多数化疗药物不能透过血脑屏障，故中枢神经系统便成为白血病细胞的"庇护所"，造成 CNSL 的发生率增高，这在急性淋巴细胞白血病尤其多见。浸润可发生于病程中任何时候，但多见于化疗后缓解期。它是导致急性白血病复发的主要原因。

常见症状为：颅内压增高，出现头痛、呕吐、嗜睡、视盘水肿等；浸润脑膜时，可出现脑膜刺激征；浸润脑神经核或根时，可引起脑神经麻痹；脊髓浸润可引起横贯性损害而致截瘫。此外，也可有惊厥，昏迷。检查脑脊液可以确诊：脑脊液色清或微浊，压力增高；细胞数＞

$10 \times 10^6/L$，蛋白 $> 0.45g/L$；将脑脊液离心沉淀作涂片检查可发现白血病细胞。

（4）睾丸浸润：白血病细胞侵犯睾丸时即引起睾丸白血病（TL），表现为局部肿大、触痛，阴囊皮肤可呈红黑色。由于化疗药物不易进入睾丸，在病情完全缓解时，该处白血病细胞仍存在，因而常成为导致白血病复发的另一重要原因。

（5）绿色瘤：是急性粒细胞白血病的一种特殊类型，白血病细胞浸润眶骨、颅骨、胸骨、肋骨或肝、肾、肌肉等，在局部呈块状隆起而形成绿色瘤。此瘤切面呈绿色，暴露于空气中绿色迅速消退，这种绿色素的性质尚未明确，可能是光紫质或胆绿蛋白的衍生物。绿色瘤偶由急性单核细胞白血病局部浸润形成。

（6）其他器官浸润：少数患儿有皮肤浸润，表现为丘疹、斑疹、结节或肿块；心脏浸润可引起心脏扩大、传导阻滞、心包积液和心力衰竭等；消化系统浸润可引起食欲不振、腹痛、腹泻、出血等；肾脏浸润可引起肾肿大、蛋白尿、血尿、管型尿等；齿龈和口腔黏膜浸润可引起局部肿胀和口腔溃疡，这在急性单核细胞白血病较为常见。

## （二）辅助检查

为确诊白血病和观察疗效的重要方法。

### 1. 血象

红细胞及血红蛋白均减少，大多为正细胞正血色素性贫血。网织红细胞数大多较低，少数正常；偶在外周血中见到有核红细胞。白细胞数增高者约占 50% 以上，其余正常或减少，但在整个病程中白细胞数可有增、减变化；白细胞分类示原始细胞和幼稚细胞占多数。血小板减少。

### 2. 骨髓象

骨髓检查是确立诊断和评定疗效的重要依据。典型的骨髓象为该类型白血病的原始及幼稚细胞极度增生；幼红细胞和巨核细胞减少。但有少数患儿的骨髓表现为增生低下，其预后和治疗均有特殊之处。

3．组织化学染色

常用以下组织化学染色以协助鉴别细胞类型。

（1）过氧化酶：在早幼阶段以后的粒细胞为阳性；幼稚及成熟单核细胞为弱阳性；淋巴细胞和浆细胞均为阴性。各类型分化较低的原始细胞均为阴性。

（2）酸性磷酸酶：原始粒细胞大多为阴性，早幼粒以后各阶段粒细胞为阳性；原始淋巴细胞弱阳性，T细胞强阳性，B细胞阴性；原始和幼稚单核细胞强阳性。

（3）碱性磷酸酶：成熟粒细胞中此酶的活性在急性粒细胞白血病时明显降低，积分极低或为0；在急性淋巴细胞白血病时积分增加；在急性单核细胞白血病时积分大多正常。

（4）苏丹黑：此染色结果与过氧化酶染色的结果相似，原始及早幼粒细胞阳性；原淋巴细胞阴性；原单核细胞弱阳性。

（5）糖原：原始粒细胞为阴性，早幼粒细胞以后各阶段粒细胞为阳性；原始及幼稚淋巴细胞约半数为强阳性，余为阳性；原始及幼稚单核细胞多为阳性。

（6）非特异性酯酶（萘酚酯NASDA）：这是单核细胞的标记酶，幼稚单核细胞强阳性，原始粒细胞和早幼粒细胞以下各阶段细胞为阳性或弱阳性，原始淋巴细胞阴性或弱阳性。

## （三）溶菌酶检查

血清中的溶菌酶主要来源于破碎的单核细胞和中性粒细胞，测定血清与尿液中溶菌酶的含量可以协助鉴别白血病细胞类型。正常人血清含量为4～20mg/L；尿液中不含此酶。在急性单核细胞白血病时，其血清及尿液的溶菌酶浓度明显增高；急性粒细胞白血病时中度增高；急性淋巴细胞白血病时则减少或正常。

## （四）鉴别诊断

### 1. 再生障碍性贫血

本病血常规呈全血细胞减少；肝、脾、淋巴结不肿大；骨髓有核细胞增生低下，无幼稚白细胞。

### 2. 传染性单核细胞增多症

本病肝、脾、淋巴结常肿大；白细胞数增高并出现异型淋巴细胞，易与急性淋巴细胞白血病混淆。但本病病程经过一般良好，血象多于 1 个月左右恢复正常；血清嗜异性凝集反应阳性；多数病例血清 EB 病毒 DNA 阳性，可血清 EB 病毒抗原 IgM 阳性；骨髓无白血病细胞形态学改变。

### 3. 类白血病反应

为造血系统对感染、中毒和溶血等刺激因素的一种"应激"反应，以外周血出现幼稚白细胞或 / 和白细胞数增高为特征。当原发疾病被控制后，血常规即恢复正常。此外，根据血小板数多正常；白细胞中有中毒性改变，如中毒颗粒和空泡形成；中性粒细胞碱性磷酸酶积分显著增高等，可与白血病区别。

### 4. 风湿性关节炎

有发热、关节疼痛症状者易与风湿性关节炎混淆，需注意鉴别。

## 三、治疗

急性白血病的治疗主要是以化疗为主的综合疗法，其原则是：要早期诊断、早期治疗；应严格区分患儿的白血病类型，按照类型选用不同的化疗药物和相应的药物剂量联合治疗；采用早期连续适度化疗和分阶段长期规范治疗的方针。同时要早期防治中枢神经系统白血病和睾丸白血病，化疗的同时给予积极的支持治疗。ALL（急性淋巴细胞性白血病）者于完全缓解后予维持治疗，总治疗时间为 2.5 ~ 3.5 年；ANLL（急性非淋巴细胞性白血病）者则为高强度短疗程的化疗，不需维持治疗；总治疗时间约为 6 ~ 8 个月。

## （一）支持疗法

### 1. 防治感染

在化疗阶段，保护性环境隔离对降低院内交叉感染具有较好效果。用抗生素预防细菌性感染，可减少感染性并发症。并发细菌性感染时，应首选强力的抗生素以控制病情，根据不同致病菌和药敏试验结果选用有效的抗生素治疗。并发真菌感染者，可选用抗真菌药物如两性霉素 B、伊曲康唑、伏立康唑或卡泊芬净等治疗；并发病毒感染者可用阿昔洛韦或更昔洛韦治疗；怀疑并发卡氏囊虫肺炎者，应及早采用复方新诺明治疗。

### 2. 输血和成分输血

明显贫血者可输给红细胞；因血小板减少而致出血者，可输浓缩血小板。有条件时可酌情静脉输注丙种球蛋白。

### 3. 集落刺激因子

化疗期间如骨髓抑制明显者，可予以 G-CSF、GM-CSF 等集落刺激因子。

### 4. 防治高尿酸血症

在化疗早期，由于大量白血病细胞破坏分解而引起高尿酸血症，导致尿酸结石梗阻、少尿或急性肾衰竭，故应注意"水化和利尿"。为预防高尿酸血症，可口服别嘌呤醇。

### 5. 其他

在治疗过程中，要增加营养。有发热、出血时应卧床休息。要注意口腔卫生，防止感染和黏膜糜烂。并发弥散性血管内凝血时，可用肝素等治疗。

## （二）化学药物治疗

目的是杀灭白血病细胞，解除白血病细胞浸润引起的症状，使病情缓解，以至治愈。急性白血病的化疗通常按下述次序分阶段进行。

### 1. 诱导治疗

诱导缓解治疗是患儿能否长期无病生存的关键。在 MICM 分型结合治疗反应等确定临床分型的前提下，选择合适的化疗强度，是现代诱导治疗小儿白血病的理念。柔红霉素（DNR）和左旋门冬酰胺酶（L-ASP）是提高急性淋巴细胞白血病（ALL）完全缓解率和长期生存率的两个重要药物，故大多数 ALL 诱导缓解方案均为包含这两种药物的联合化疗，如 VDLP 等。而阿糖胞苷（Ara-C）则对治疗急性非淋巴细胞白血病至关重要。$M_3$ 型常选用全反式维 A 酸（ATAR）或三氧化二砷（$AS_2O_3$）进行"诱导分化"治疗。

2. 巩固治疗

强力的巩固治疗是在缓解状态下最大限度地杀灭微小残留白血病（MRD）的有力措施，可有效地防止早期复发，并使在尽可能少的 MRD 状况下进行维持治疗。ALL 一般首选环磷酰胺（C）、Ara-C（A）及 6-巯基嘌呤（M），即 CAM 联合治疗方案；ANLL 常选用有效的原诱导方案 1 ～ 2 个疗程。

3. 预防髓外白血病

由于大多数药物不能进入中枢神经系统、睾丸等部位，如果不积极预防髓外白血病，则 CNSL（中枢神经系统白血病）在 3 年化疗期间的发生率可高达 50% ～ 70%；TL（睾丸白血病）的发生率在男孩中亦可有 5% ～ 30%。CNSL 和 TL 均会导致骨髓复发、治疗失败，因此有效的髓外白血病的预防是白血病特别是急性淋巴细胞白血病患儿获得长期生存的关键之一。ALL 通常首选大剂量氨甲蝶呤＋四氢叶酸钙（HDMTX ＋ CF）方案，配合氨甲蝶呤（MTX）、Ara-C 和地塞米松（Dex）三联药物鞘内注射治疗。

4. 维持治疗和加强治疗

为了巩固疗效、达到长期缓解或治愈的目的，ALL 应在上述疗程后进行维持治疗或 / 和加强治疗：对 ALL 一般主张用 6-巯基嘌呤（6-MF,）＋ MTX 维持治疗；国内方案强调维持期间定期用原诱导缓解方案或其他方案强化，但 IBFM 方案则采用一直维持治疗 74 ～ 77 周的策略，总疗程 2.5 ～ 3 年；ANLL 常选用几个有效方案序贯治疗，研究已经证实：ANLL 的维持治疗不能降低复发率，故总疗程为 6 ～ 8 个月。

### （三）中枢神经系统白血病的防治

CNSL 是造成白血病复发或者死亡的重要原因之一，在治疗过程中一定要重视 CNSL 的防治。

1. 预防性治疗

常用方法有以下三种，依据白血病的类型和病情选择应用。

（1）三联鞘内注射法（IT）：常用氨甲蝶呤、阿糖胞苷、地塞米松 3 种药物联合鞘内注射，不同类型白血病的用法稍有不同。

（2）大剂量氨甲蝶呤 - 四氢叶酸钙（HDMTT-CF）疗法：只用于急淋，每 10 ～ 14 天为 1 疗程。每疗程 MTX 剂量为 2 ～ 5g/m²（剂量根据分型而定），其中 1/10 ～ 1/5 量（＜ 500mg）作为突击量，在 30 分钟内快速静脉滴入，余量于 23.5 小时内匀速滴入；突击量 MTX 滴入后 0.5 ～ 2 小时内行三联鞘内注射 1 次；于开始滴注 MTX 后 36 小时进行第一次 CF 解救，剂量为每次 15mg/m²，首剂静脉注射，以后每 6 小时口服或肌内注射，共 6 ～ 8 次。大于 3g/m² 者应常规监测血浆 MTX 浓度，以调整 CF 用量和次数；无监测者，MTX 不宜大于 3g/m²，但 HR 型或 IR 的 T 细胞型者远期复发的可能性增加。HDMTX 治疗前、后 3 天口服碳酸氢钠 1.0g，每日 3 次，并在治疗当天给 5% 碳酸氢钠 3 ～ 5mL/kg 静脉滴注，使尿 pH ＞ 7.0；用 HDMXT 当天及后 3 天需水化治疗，每日液体总量 3 000mL/m²。在用 HDMTX 同时，每天口服 6-MP 25mg/m²。

（3）颅脑放射治疗：颅脑放射治疗适用于大于 3 岁的高危 ALL，诊断时白细胞数＞ 100×10⁹/L，或有 t（9；22）或 t（4；11）核型异常，或有 CNSL，或因种种原因不宜 HDMTX-CF 治疗者。通常在完全缓解后 6 个月时进行，放射总剂量为 18Gy，分 15 次于 3 周内完成；或总剂量为 12Gy，分 10 次于 2 周内完成。

2. 中枢神经系统白血病的治疗

初诊时已发生 CNSL 者，照常进行诱导治疗，同时给予三联鞘内注射，第 1 周 3 次，第 2 和第 3 周各 2 次，第 4 周 1 次，共 8 次。一般在鞘内注射化疗 2 ～ 3 次后 CSF 常转为阴性。在完成诱导缓解、巩固、髓外白血病防治和早期强化后，作颅脑放射治疗，剂量同上。颅脑放疗后不再用 HDMTX-CF 治疗，但三联鞘内注射必须每 8 周 1 次，直到治疗终止。完全缓解后在维持巩固期发生 CNSL 者，也可按上述方法进行，但在完成第 5 次三联鞘注后，必须作全身强化治疗以免骨髓复发，常用早期强化治疗的 VDLDex 和 VP16 ＋ Ara-C 方案各一疗程，然后继续完成余下的 3 次鞘内注射。紧接全身强化治疗之后应作颅脑放射治疗。此后每 8 周三联鞘内注射 1 次，直到终止治疗。

### （四）睾丸白血病（TL）治疗

初诊时已发生 TL 者，先诱导治疗到完全缓解，双侧 TL 者做双侧睾丸放射治疗，总剂量为 24 ～ 30Gy，分 6 ～ 8 天完成；单侧者可行切除术，亦可作双侧睾丸放射治疗（无单侧放疗）；与此同时继续进行巩固、髓外白血病防治和早期强化治疗。在缓解维持治疗期发生 TL 者，按上法予以治疗，紧接着用 VDLDex 和 VP16 ＋ Ara-C 方案各一疗程。

### （五）造血干细胞移植（HSCT）

联合化疗是目前根治大多数 ALL 和部分 ANLL 的首选方法。鉴于 HSCT 是一种高风险（移植相关并发症及死亡），高投入（经济承受力）的医疗手段，即使移植成功，仍存在着复发的可能性。因此，要严格掌握移植时机。①高危型（HR）ALL 首次缓解后，中危型（MR）或者标危型（SR）ALL 化疗期间复发，经重新化疗第 2 次缓解。②除外 $M_3$，$M_2b$，$M_4EO$ 的 ANLL 第 1 次完全缓解。③$M_3$ 治疗 1 年后融合基因仍持续阳性，且复发者。

# 第八章  儿童感染性疾病

## 第一节  猩红热

猩红热是由具有红疹毒素的 A 组 B 型溶血性链球菌所致的急性呼吸道传染病。本病多发于冬春季节，2～10 岁为发病高峰期。临床以发热、咽峡炎、全身鲜红色皮疹和恢复期成片状脱皮为特征。

### 一、病因

1. 链球菌按其所含多糖类抗原的不同，分为 A～V 20 个群，引起猩红热的病原是 A 群溶血性链球菌。A 群链球菌在血液培养基上生长良好，并产生完全（B 型）溶血。A 群链球菌可依其表面抗原 M 的不同，分为 90 多种血清型。

2. 细菌的致病与细菌的荚膜、M 蛋白和产生的红疹毒素及一些酶有关，细菌的脂壁酸和 M 蛋白使得细菌黏附于组织，荚膜中的透明质酸和 M 蛋白使细菌具有抗吞噬作用；不同型的 A 群链球菌，能产生红疹毒素者即可引起猩红热，红疹毒素能引起发热和猩红热皮疹，红疹毒素有 5 种血清型，不同型之间无交叉免疫；细菌产生的链激酶及溶血素等均与发病  有关。

3. 细菌的抗吞噬能力强，链球菌溶血素水平高，半胱氨酸蛋白酶水平低，与重型临床表现有关。A 群溶血性链球菌在痰及脓液中可生存数周，加热到 56℃达 30 分钟或使用一般消毒剂均可将其杀灭。

## 二、临床表现

患者与猩红热或咽峡炎患者有接触史，潜伏期为 2 ～ 12 天，多数为 2 ～ 5 天。起病大多急骤，以发热、咽峡炎和皮疹为主要临床表现。

1. 98% 猩红热患者有咽峡炎，咽部初感干燥，继而疼痛，吞咽时加重。80% 左右的猩红热患者有扁桃体肿大，可有灰白色或黄白色点片状脓性渗出物，易于抹去。

2. 一般在皮疹出现前，先可有黏膜内疹，表现在软腭黏膜充血、轻度肿胀的基础上，有小米粒状红疹或出血点。皮疹为猩红热最重要的症状之一。

3. 发疹的同时，可出现舌被白苔，乳头状红肿，突出于白苔之外，以舌尖及边缘处为显著，称为"草莓舌"；第三日白苔开始脱落，舌面光滑呈肉红色，可有浅表破裂，仍然有乳头状隆起，称为"杨梅舌"。部分患者颈及颌下淋巴结肿大，有压痛，但多为非化脓性。

## 三、辅助检查

### （一）血常规

白细胞总数在 $10 \times 10^9$ ～ $20 \times 10^9$ 个 / 升或更高，中性粒细胞可达 75% ～ 90%。

### （二）细菌培养

以咽拭子培养出 A 组 B 型溶血性链球菌。

### （三）血清学检查

80% 以上未经治疗的患者，在前 3 周血清抗链球菌溶血素 "O" 阳性，链球菌酶玻片试验能测定血清中多种抗体，且较少有假阳性。

## 四、鉴别诊断

与金黄色葡萄球菌感染的鉴别：金黄色葡萄球菌所致咽炎和败血症可引起猩红热样皮疹，但皮疹持续时间短暂，无脱皮，且常有局部或迁延性病灶，细菌培养结果不同。

## 五、治疗

### （一）一般治疗

急性期应卧床休息，保持皮肤清洁，勿抓破皮肤，防止继发感染。年长患儿每日用温热淡盐开水洗漱数次。

### （二）抗生素治疗

首选青霉素：轻症每日用量为 80 万～ 160 万 U，分 2 次肌内注射；重症每日用量为 200 万～ 400 万 U，分 2 ～ 3 次静脉滴注。青霉素过敏者改用红霉素。疗程为 7 ～ 10 天。

### （三）支持疗法

重症患儿可输血浆或全血，能起到中和毒素、增加抵抗力的作用。

## 六、预后

在猩红热、急性扁桃体炎流行期间，对患者应采取预防措施，隔离患者，使患者禁止与其他儿童接触，咽拭子培养连续两次 B 型溶血性链球菌阴性方可解除隔离。在托儿所、幼儿园等集体单位流行时可用药物预防。注射长效青霉素 120 万 U 1 次可使流行中止，并可防止风湿热和肾小球肾炎的发生。口服青霉素或磺胺，治疗效果较差。咽部带 B 型溶血性链球菌者应接受青霉素治疗 7 ～ 10 天。

# 第二节　幼儿急疹

幼儿急疹（又称婴儿玫瑰疹）是由人类疱疹病毒 6 型、7 型经飞沫传播的发疹、发热型传染病。表现为持续高热 3 ～ 5 日，热退疹出。

## 一、病因

1. 病原是人类疱疹病毒 6、7 型。

2. 无症状的成人患者是传染源，传播途径是呼吸道飞沫传播，易感人群为 2 岁以下婴儿。

3. 其机制目前还不十分清楚，可能是病毒经呼吸道入血，引起全身性病毒血症所致。

## 二、诊断

### （一）病史

多见于 6～18 个月小儿，3 岁以后少见。春、秋两季发病较多。

### （二）临床表现

1. 无症状的成人患者是本病传染源，潜伏期 7～14 日。

2. 突然起病，高热 39℃以上，持续 3～5 日，继而骤降，热退后 9～12 小时内出疹。

3. 疹为红色斑疹或丘疹，主要分布于躯干、颈及上肢，疹间皮肤正常，数小时内开始消退，2～3 日内消失，无色素沉着及脱屑。

4. 发热时可伴高热、惊厥，偶有前囟膨隆，咽峡部可有充血。

### （三）辅助检查

1. 间接荧光法：检测特异性抗体急性期阴性，恢复期阳性，且效价升高 4 倍以上。

2. 血常规：患病第一日外周血白细胞增高，且中性粒细胞占优势，第二日后明显下降，淋巴细胞相对增高。

具备上述临床热退疹出特点，加上年龄特点即可临床诊断。不典型者可做特异性抗体检测，以确诊。

### （四）鉴别诊断

麻疹伴有口腔黏膜斑疹退后有色素沉着；风疹伴有耳后淋巴结肿大。

二者均无热退疹出的特点。

## 三、治疗

主要是对症治疗，如休息、高热给予退热剂、惊厥给予镇静药等；若有严重并发症，可给予更昔洛韦和膦甲酸钠，亦可试用免疫球蛋白。

# 第三节　水痘

水痘是由人类疱疹病毒经接触、飞沫、空气传播的一种传染性极强的全身性病毒血症。临床主要表现为皮肤、黏膜出现瘙痒性水疱疹，全身症状轻微。

## 一、病因

1. 病原是水痘-带状疱疹病毒，只有一个血清型。

2. 传染源是水痘患者，经呼吸道飞沫或直接接触为传播途径，人群普遍易感。

3. 病毒侵入人体后在局部皮肤、黏膜细胞及淋巴结内复制，然后进入血液和淋巴液，在单核-巨噬细胞系统内再次增生后释放入血，形成病毒血症，引起各器官病变。

4. 病变主要在皮肤及黏膜部位，病初，毛细血管内皮细胞肿胀，血管扩张，出现斑丘疹；随后上皮细胞发生退行性变，细胞液化后形成单方性水疱；之后结痂。

## 二、诊断

### （一）病史

冬末、初春季节发病较多，多见于10岁以下儿童，多数患者有水痘患者接触史或在学校、托儿所群体性发病。

（二）临床表现

1. 典型水痘：分批出现红色斑丘疹，迅速发展为清亮、卵圆形、泪滴状小疱，周围有红晕，无脐眼，经 24 小时左右变浑浊，持续 3 ～ 4 日，迅速结痂，易破溃及感染。疾病高峰期丘疹、疱疹、结痂即"老少三辈"同时存在，皮疹分布呈向心性，以后渐及头面及四肢，瘙痒感明显。口腔、结膜、生殖器等处可出现黏膜疹，易破溃形成溃疡。全身症状轻微，可有发热等。

2. 重症水痘：多发生在恶性病及免疫功能受损的基础上，水疱疹有脐眼，可为出血性，疱疹可融合成片，呈离心性分布，四肢多，发病第一周末可发生暴发性紫癜。

3. 先天性水痘：孕妇患水痘，特别是在孕妇妊娠早期感染，可致胎儿多发性畸形，如小头畸形、小眼球、白内障、肠梗阻或 Horner 综合征等，患儿出生后多在 1 岁内死亡。

4. 并发症：脓疱疮、血小板减少、心肌炎、肝炎、肾炎、脑炎等。

（三）辅助检查

1. 将新鲜水疱底部刮取物用瑞氏染色，找到多核巨细胞及核内包涵体即可快速诊断。

2. 进行血清学检验，若水痘病毒抗体在出疹 1 ～ 4 日与 2 ～ 3 周后滴度增加 4 倍以上，即可确诊。

3. 进行免疫荧光法检测，若水痘病毒抗原阳性，即可确诊。

4. 外周血白细胞正常或轻度增加：凡出现疱疹者，均应高度怀疑本病；根据流行病史，典型的皮疹分布，皮疹特点及斑丘疹、疱疹、结痂等"老少三辈"共存的特点即可进行临床诊断；不典型者可做抗体、抗原或多核巨细胞及核内包涵体检查予以确诊。

（四）鉴别诊断

1. 手足口病：本病皮疹多以疱疹为主，疱疹出现部位以口、手掌、足底为主，疱疹呈离心性分布。

2. 丘疹性荨麻疹：该病多为红色丘疹，顶端有小水痘，壁坚实，痒感显著，周围无红晕，不结痂。皮疹多见于四肢，可分批出现。

## 三、治疗

### （一）一般治疗

无并发症者，可以对症治疗，如用消毒水洗浴，以减少、预防继发感染；以炉甘石洗剂止痒。

### （二）药物治疗

高热者，以对乙酰氨基酚等退热治疗，但禁用糖皮质激素及水杨酸制剂退热。并发肺炎等或免疫功能受损者，予以抗病毒治疗，阿昔洛韦 5～10mg/kg，于 1 小时滴完，每 8 小时 1 次，疗程 7～10 日；口服每次 20mg/kg，每次不大于 800mg，每日 4 次，共用 5 日，治疗越早越好，一般应在皮疹出现后 48 小时内给药；亦可选用耿西洛韦。继发细菌感染时，可使用抗生素，局部涂以甲紫。

## 四、预防

### （一）隔离患儿，控制传染源

托幼机构中已接触水痘者，应检疫 3 周。

### （二）被动免疫

肌内注射水痘－带状疱疹免疫球蛋白（VZIG）5mL 可起到预防作用。主要用于下列人群：①用过大剂量糖皮质激素、免疫功能受损及恶性病患者，在接触水痘 72 小时之内。②在妊娠早期接触水痘患者的孕妇。③分娩前 5 日患水痘的孕妇。④出生 2 日内患水痘的新生儿。

### （三）主动免疫

注射水痘减毒活疫苗，水痘接触者或使用糖皮质激素或恶性病患儿在接触水痘后，立即注射可预防发病。

# 第四节　儿童手足口病

手足口病是由肠道病毒引起的一种急性传染病，主要通过密切接触或消化道传播，人群普遍易感，多见于 10 岁以下的儿童。机体感染病毒后，多呈隐性感染或病毒携带状态，少数发病。手足口病发病的症状一般较轻微，临床表现为发热、咽痛、口腔内疼痛和皮疹，在手、足、臀、膝部出现丘疹、疱疹，可自愈，不留痂，一般仅需对症治疗，预后良好。极少数患者可有心肌炎、肺水肿和无菌性脑膜脑炎等并发症。手足口病并不是一种新发传染病，该病自 1957 年在新西兰首次被报道以来，曾多次流行。在 2006 年，WHO 公布该病在须申报疾病（法定传染病）的发病率中位居第四（每 100 000 人中有 19.3 人发病）。该病常年皆可发病，我国以夏、秋季多发。

## 一、病原学

手足口病并非单一病原体，其病原体均为单股正链 RNA 病毒，属小 RNA 病毒科、肠道病毒属，其中有肠道病毒 71 型、柯萨奇病毒 A 组或 B 组（如 CoxA16、A4、A5、A9、A10、B2、B5、B13 型）和艾柯（ECHO）病毒的某些血清型（如 11 型）。

引起手足口病的各型肠道病毒均无包膜，其病毒颗粒均为二十面体立体对称的球形结构，由蛋白衣壳和核酸构成。核酸为 RNA，携带遗传信息，决定病毒遗传性状与增殖特性。RNA 编码的蛋白包括结构蛋白和非结构蛋白，前者主要包括病毒的衣壳和基质蛋白；后者包括病毒相关的酶和调控蛋白等。病毒的蛋白衣壳由 20 种常见的氨基酸构成。构成衣壳的 32 个壳微粒中，每个壳微粒都含有 4 种壳蛋白，即 $VP_1 \sim VP_4$。其中 $VP_1$、$VP_2$ 和 $VP_3$ 3 个多肽暴露在病毒外壳的表面，而 $VP_4$ 包埋在病毒外壳的内侧与病毒核心紧密连接，因而抗原决定簇基本上位于 $VP_1 \sim VP_3$ 上。由于这些肠道病毒没有包膜，因此衣壳蛋白除了保护病毒基因组免遭各种理化因子及各种不利因素的破坏外，也作为抗原决定簇与宿主细胞表面的受体蛋白识别、结合，是病毒的吸附蛋白。肠道病毒均为单股正链 RNA 病毒，基因长度 7.4～7.5kb，RNA 中碱基（G＋C）含量约为 47%。其中柯萨奇病毒分子量为（2～2.8）×10$^6$。目前在引起手足口病的肠道病毒中没有发现其他小 RNA 病毒具有的 5′端富嘧啶区和多聚 C 区。

病毒对乙醚、脱氧胆酸盐、去污剂、弱酸等有抵抗力，且还能抵抗70% 乙醇和 5% 甲酚皂溶液。但对紫外线及干燥环境敏感，对多种氧化剂（1% 高锰酸钾、1% 过氧化氢、含氯消毒剂等）、甲醛和碘酒等也都比较敏感，病毒很快被灭活。病毒在 50℃时可被迅速灭活，但 1mol/L浓度二价阳离子环境可提高病毒对热灭活的抵抗力，病毒在 4℃时可存活 1 年，–20℃时可长期保存。

## 二、流行病学

### （一）传染源

人类肠道病毒在自然界广泛存在，人是其已知的唯一宿主。手足口病的传染源为手足口病患者和隐性感染者。在该病流行期间，患者为主要传染源；在该病散发期间，隐性感染者为主要传染源。该病潜伏期一般为 2～10 天，3～7 天较为常见。发病前数天，感染者咽部与粪便中就可检出病毒，即具有传染性。发病 1～2 周内咽部有病毒排出，从粪便中排出病毒一般可持续 3～5 周。患者疱疹液中含大量病毒，破溃时即溢出病毒，本病以发病后 1 周内传染性最强，其传染性可持续至症状和体征消失后数周。

### （二）传播途径

手足口病的传播方式主要是密切接触，急性期患者的粪便、口腔分泌物、皮肤疱疹液中含有大量病毒，接触这些排泄物、分泌物或由其污染的手、毛巾、手绢、牙刷、水杯、玩具、食具、奶具、床上用品、内衣以及医疗器具等均可传播本病。一般通过消化道途径和呼吸道飞沫途径进入体内。其中被污染的手是接触传播中的关键媒介。尚不能明确是否可经水或食物传播。

### （三）易感性

人群对引起手足口病的肠道病毒普遍易感，但病毒隐性感染与显性感染之比大约为 100∶1，成人大多已通过隐性感染获得相应的抗体，但因肠道病毒各型之间无交叉免疫。感染后产生的某一型特异性免疫，不能阻止其他血清型或亚组的肠道病毒感染。因此，机体可先后或同时感染各种不同血清型或亚组病毒。婴儿出生后 6 个月内由母亲处获得的抗体有保护作用，此后随着月龄增长，母传抗体逐渐消退，极大多数婴儿在 6 个月时已成为易感者。因此，手足口病发病一般以 6 个月以上至 5 岁以内的婴幼儿为主，其中又以 3 岁以下年龄组发病率最高。艾柯病毒（4、6、9、30、33 型）和柯萨奇病毒 B 组在成人和较大儿童中仍有较多感染。如果不考虑感染的肠道病毒血清型别，引起中枢神经系统疾病的病例以 15 岁以下儿童为主，引起呼吸道疾病的以 5 岁以下儿童居多。显性感染和隐性感染后均可获得特异性免疫力，产生的中和抗体可在体内存留较长时间，对同血清型病毒产生比较牢固的免疫力，但不同血清型间鲜有交叉免疫。

### （四）流行特征

手足口病流行形式多样，无明显的地区性，广泛分布于世界各地，热带和亚热带地区肠道病毒感染一年四季均可发生，一般 5～7 月为发病高峰，温带地区在冬季感染较少，夏秋季可有一个明显的感染高峰。肠道病毒传染性强、隐性感染比例大、传播途径复杂、传播速度快、控制难度大，容易出现暴发和短时间内较大范围流行；气候在肠道病毒循环和流行中是一个重要因素。在本病流行期间，常可发生幼儿园和托儿所集体感染和家庭聚集发病，有时可在短时间内造成较大范围的流行。

总之，该病流行表现形式多样，与流行有关的病毒血清型别、流行地区的地理区域、气候因素、社会经济卫生状况、暴露的机会、人群免疫水平、宿主的反应性等许多因素相关。

### 三、发病机制和病理

肠道病毒引起手足口病的病理机制基本相似。病毒通过呼吸道或消化道进入体内，侵入局部黏膜，在该处上皮细胞及周围淋巴细胞中停留和增殖。当增殖到一定程度，病毒侵入局部淋巴结，进入血液循环，形成第一次病毒血症。此时患者无明显临床症状，但可从各种体液中分离出病毒，具有传染性；病毒经血液循环侵入不同脏器，如网状内皮组织、深层淋巴结、肝、脾、骨髓等处，大量繁殖，并再次进入血液循环导致第二次病毒血症，此时机体可出现典型的临床症状和体征。一般情况下柯萨奇病毒 A 组不引起细胞病变，故症状大多较轻；而柯萨奇病毒 B 组、EV71、艾柯病毒引起细胞病变，可表现为严重病理。如尸体解剖及动物实验的组织病理学研究显示 EV71 具有嗜神经性，应用抗病毒的单克隆抗体做免疫组织化学染色，脑、脊髓神经细胞及其突起与单核炎症细胞内可见 EV71 阳性抗原，而其他内脏内检测结果皆为阴性。

大多数手足口病患者症状轻微，以手、足、口腔等部位的皮疹或疱疹为主要特征，组织病理学显示皮肤棘细胞间及细胞内水肿，细胞肿胀，体积增大，胞质苍白，被称为"气球样变性"，并逐步发展导致细胞膜破裂，形成网状变性即表皮内水疱，当表皮内水疱受到相当压力时，基底破裂，真表皮分离，形成表皮下水疱，疱内可含有嗜酸粒细胞和少量的中性粒细胞，并导致表皮细胞坏死，也可能有真皮乳头水肿、真皮浅层淋巴组织细胞浸润，但上皮内无胞内病毒包涵体，亦无多核上皮巨细胞。超微结构显示上皮细胞肿胀核膜溶解，部分胞质内可找到病毒颗粒。

少数危重症 EV71 死亡病例尸检标本病理检查显示：肉眼观察可见患者脑水肿，个别可出现脑疝、双肺弥漫性淤血水肿、局部肺出血，全身淋巴结可轻度肿大，心室可肥大，其他肝肾胰等脏器常无明显改变。组织学观察以中枢神经系统的炎症为主，常累及额顶叶大脑皮质、下丘脑、小脑齿状核以及脑干和脊髓等，其中以脑干及脊髓灰质炎症最为明显；神经元有变性、坏死或消失；中性粒细胞浸润，局部形成微脓肿；

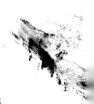

小胶质细胞增生，并侵入神经细胞内，形成嗜神经细胞现象；脑及脊髓内小血管内皮细胞变性、坏死、血栓形成，血管周围可见单核淋巴细胞呈套袖样浸润；无病毒包涵体；软脑膜早期有中性粒细胞，后为淋巴细胞浸润。肺主要显示伴有多灶性出血的肺淤血水肿，局部可见少量透明膜样结构，一般无明显炎细胞浸润及弥漫性肺泡损害，或仅见轻中度炎细胞浸润、局部性肺不张及少量肺泡上皮脱落与增生，无病毒包涵体。心脏基本正常，或表现为心肌肥大、心室肌内少量淋巴浆细胞浸润，个别可见局部心肌坏死，无病毒包涵体。其他脏器如肝可见脂肪变性、淤血等非特异性改变。淋巴结可肿大，各种淋巴细胞增生，见较多免疫母细胞，淋巴窦闭合，小血管增生，内皮细胞肿胀。超微结构显示脑干及脊髓神经细胞变性，空泡化及线粒体内膜性小泡形成，部分神经元内见小 RNA 病毒颗粒。尸检和组织病理学表明 EV71 具有嗜神经性。其重症病例在病理上主要为病毒性脑膜脑脊髓炎，由于病毒侵犯脑干的血管调节及呼吸中枢，脑干及脊髓网状结构广泛受损，导致神经性肺水肿的发生。

## 四、临床表现

手足口病病原体为肠道病毒多型（主要为 EV71、CoxA16），其临床表现也不一致。轻症者可无任何临床表现，重症者可死亡。病毒潜伏期一般为 3～7 天，患者可没有明显的前驱症状，突然起病。约半数患者于发病前 1～2 天或发病的同时有中低热（38℃左右），伴有乏力，可出现打喷嚏、咳嗽、流涕等感冒样症状，也可出现食欲减退、恶心、呕吐、腹痛等胃肠道症状。

### （一）轻症病例

发病期主要以手、足、臀皮疹及口痛为特征。患者最常见的主诉是咽痛或口痛，影响进食，婴儿可表现为拒食。多数出现口腔溃疡后出现皮疹，也可口腔溃疡和皮疹同时出现。口腔检查可见粟米样斑丘疹、薄壁疱疹、黄灰色溃疡或已经接合的溃疡，周围有红晕；溃疡可发生在口腔的任何地方，多见于硬腭、舌面、颊黏膜或口唇。口痛一般在 5～7

天内缓解。斑丘疹或疱疹多出现于手、足等远端部位的皮肤，也可能出现在臀部、躯干和四肢部位，常集簇出现，多无疼感或痒感，斑丘疹在 5 天左右由红变暗，然后消退；疱疹呈圆形或椭圆形扁平凸起，内有浑浊液体，状如黄豆，大小不等，一般在 5～10 天内结硬皮并逐渐消失，不留瘢痕。病程第 7 日后，血清特异性抗体水平显著增加，病毒消失，如无严重并发症，则不留痕迹而恢复。绝大多数患者病情温和、病程自限。

（二）重症病例

病毒累及不同系统则表现为不同症状。病毒可累及神经系统，主要表现为急性无菌性脑膜炎、脑炎、脑脊髓炎、脊髓灰质炎样麻痹、吉兰-巴雷综合征、合并脑疝的坏死性脑炎。中枢神经受累往往出现在皮疹后 2～4 天，表现为头痛、呕吐、精神差、易激惹、嗜睡、肢体无力、肌阵挛、抽搐、中枢性瘫痪或急性迟缓性瘫痪，或大小便功能障碍，再严重者可出现持续抽搐、昏迷、深度昏迷甚至去皮质状态。颅内高压或脑疝者可剧烈头痛，脉搏缓慢，血压升高，前囟隆起，呼吸节律不规则或停止，球结膜水肿、瞳孔大小不等，对光反射迟钝或消失。累及呼吸系统，可表现为咳嗽、呼吸浅促、困难、口唇发绀、口吐白色、粉红色或血性泡沫样痰。累及循环系统，可表现为面色苍白，出冷汗，咯白色或粉红色血性泡沫样痰，四肢发凉，指（趾）发绀，血压升高或下降，心率增快或缓慢，脉搏浅速、减弱甚至消失，心音低钝，心率不规则或出现奔马律，肝脏增大。呼吸系统和循环系统功能障碍往往同时出现。在原发病的基础上突然出现呼吸急促、面色苍白、发绀、出冷汗、心率快、咯白色或粉红色血性泡沫样痰、肺部啰音增多、血压明显异常、频繁的肌阵挛、惊厥和（或）意识障碍加重等以及高血糖、低氧血症、胸片异常明显加重或肺水肿表现。

（三）隐性感染

患者隐性感染与显性感染之比约为 100 : 1，大多数成年人以隐性感染为主，儿童则多表现为显性感染。从现在掌握的数据看，多数患儿在 5 岁以下，而重症病例则多见于 7 ～ 12 个月患儿。非典型体征（包括心动过速、呼吸急促、低血压、高血压、胃肠道出血及神经系统异常）、呕吐、白细胞增高、无口腔溃疡均为死亡病例的预测因素。年龄较小，尤其是年龄在 7 ～ 12 个月的患儿要予以高度关注。结合近两年来我国手足口病疫情，下列情况应视为小儿危重患者的早期表现：年龄 < 3 岁；持续高热不退；末梢循环不良；呼吸、心率明显增快；精神差、呕吐、抽搐、肢体抖动或无力；外周血白细胞计数明显增高；高血糖；高血压或低血压。

## 五、辅助检查

### （一）血常规

轻症病例的血常规一般无明显改变。白细胞计数与分类可在正常范围内，或白细胞计数轻度增高，并以淋巴细胞增多为主。重症病例白细胞计数可明显升高（ > $15 \times 10^9/L$ ）或显著降低（ < $2 \times 10^9/L$ ），恢复期逐渐恢复至正常。

### （二）血生化检查

部分病例可有轻度 ALT、AST 以及其他心肌酶水平的升高，其升高的程度与疾病严重程度成正比，与预后密切相关；恢复期逐渐降至正常，若此时仍升高，可能与免疫损伤有关。并发多器官功能损害者还可表现为 ALT，血氨明显升高，出现神经、精神障碍，血肌酐、尿素氮也可呈现不同程度的升高，表现出肾功能损害；发生脑炎等并发症时还可有高血糖等表现，严重时血糖可 > 9mmol/L，CRP（C 反应蛋白）一般不升高。

### （三）脑脊液检查

脑脊液外观清亮，压力增高，白细胞增多（危重病例多核细胞可多于单核细胞），蛋白质正常或轻度增多，糖和氯化物正常。当急性期脑脊液病毒中和抗体的滴度与恢复期相比增高呈 4 倍或以上，或滴度 ≥ 1 ：

256 时有诊断意义。有学者认为在排除心、肺原发疾病，无误吸，排除输液过快、输液过多等因素时，若发现呼吸频率进行性增快，氧合指数（$PaO_2/FiO_2$）呈进行性下降时，临床虽没有神经源性肺水肿的典型表现，也应警惕神经源性肺水肿的发生。此外还有研究发现，高血糖、白细胞增高和急性松弛性瘫痪与神经源性肺水肿密切相关，但其机制尚不完全明确。

### （四）病原学检查

包括病毒分离培养、RT-PCR 与荧光定量 PCR、血清学试验（中和试验、酶联免疫吸附试验以及补体结合试验）。用组织培养分离肠道病毒是目前诊断的金标准，包括 EV71 型、CoxA16 型在内的肠道病毒特异性核酸检测是手足口病病原确认的主要检测方法，因为其不仅具有快速、简便的优点，而且还具有很高的灵敏度和特异性，比细胞培养更敏感；作为肠道病毒感染的诊断方法之一，可以测定血清中肠道病毒中和抗体的滴度，通常用急性期血清与恢复期血清滴度进行比较，抗体滴度有 4 倍及 4 倍以上增高证明病毒感染。在中和实验中，一般要用人肠道病毒参考毒株（即原型株，EV71 原型株为 BrCr 株，CVA16 原型株为 G-10 株）或流行株，有时同时（或单独）使用临床分离株会有助于得到更准确的检测结果。

### （五）标本采集和保存

在手足口病的实验室诊断中，从疱疹液或脑脊液中分离病毒具有很高的诊断价值。用于采集咽拭子的无菌拭子要置于适量生理盐水的试管中，以防干燥。用于分子生物学检测的标本采集与病毒分离标本的采集方法一样。为了保证检测结果的准确性和有效性，应及时、规范留取标本，并尽快送检。不能立即检测的标本应冷冻保存。采用血清学诊断时，急性期血清应该在发病后尽早采集，恢复期血清在发病 2 周后采集。临床标本在运输和储存过程中要避免反复冻融。

### （六）影像学

手足口病早期患者行胸部 X 线检查可无异常发现或仅有双肺纹理增粗模糊，中晚期出现双肺大片浸润以及单侧或双侧胸腔积液，进一步发展为双侧对称性非心源性肺水肿。随着病情进展，并发神经源性肺水肿时，患者肺部 CT 表现为弥漫而无规律的斑片状、团絮状或片状边界模糊的密度增高影。当累及神经系统时可表现相应部位 MRI 的改变，受累及部位多表现为 $T_1WI$（$T_1$ 加权像）增强扫描显示强化，而 $T_2WI$ 序列可无明显强化信号。

## 六、诊断和鉴别诊断

手足口病的诊断包括临床诊断和实验室确诊，其临床诊断包括病史、症状、体征和常规实验室检查。

### （一）临床诊断

1. 流行病学资料：①手足口病好发于 4～7 月。②常见于学龄前儿童，婴幼儿多见。③常在婴幼儿集聚的场所发生，发病前患者有直接或间接接触史。

2. 临床表现：临床典型病例表现为口痛、厌食、低热或不发热，口腔、手、足部皮肤有斑丘疹及疱疹样损害，脐周黏膜也可出现类似表现，疱疹周围有炎性红晕，疱内液体较少，皮疹不痛、不痒、不结痂、不结疤。在同一患者身上，手、足、口腔病损不一定全部出现，可仅表现为皮疹或疱疹性咽峡炎。病程经过较短，多在 1 周左右痊愈。

手足口病或疱疹性咽峡炎表现加上下列并发症 1 项以上者为重症病例，多为 EV71 肠道病毒所致。主要有以下并发症：

（1）脑炎：有意识障碍，如嗜睡、昏迷，严重病例可表现为频繁抽搐、昏迷、脑水肿及脑疝，脑干脑炎者可因呼吸、心搏骤停，迅速死亡。

（2）无菌性脑膜炎：有头痛、脑膜刺激征阳性，脑脊液有核细胞＞$10×10^6$/L 及细菌培养阴性。

（3）迟缓性瘫痪：急性发作，一个或多个肢体的一群或多群骨骼肌麻痹或瘫痪。

（4）肺水肿或肺出血：有呼吸困难、气急、心动过速、咯粉红色泡沫痰，胸部 X 线摄片可见进行性肺实变、肺充血。常为神经源性肺水肿。

（5）心肌炎：心律失常、心肌收缩力下降、心脏增大、心肌损伤指标增高。

3. 病原学诊断：临床诊断病例符合下列条件之一，即为实验室确诊病例。

（1）病毒分离：自咽拭子或咽喉洗液、粪便或肛拭子、脑脊液、疱疹液或血清以及脑、肺、脾、淋巴结等组织标本中分离到肠道病毒。

（2）血清学检测：患者血清中特异性 IgM 抗体阳性，或急性期与恢复期血清 IgG 抗体有 4 倍以上的升高。

（3）核酸检测：自患者咽拭子或咽喉洗液、粪便或肛拭子、脑脊液、疱疹液或血清以及脑、肺、脾、淋巴结等组织标本中检测到病毒核酸。

（二）鉴别诊断

1. 普通病例：需要与其他儿童发疹性疾病鉴别，如疱疹性荨麻疹、水痘、不典型麻疹、幼儿急疹以及风疹等鉴别。根据流行病学特点、皮疹形态、部位、出疹时间以及有无淋巴结肿大等可以鉴别，以皮疹形态及发病部位最为重要。

2. 重症病例：①与其他中枢神经系统感染鉴别，其他病毒所致中枢神经系统感染的表现可与重症手足口病相似，皮疹不典型者，应该尽快留取标本进行肠道病毒，尤其是 EV71 的病毒学检查，结合病原学或血清学检查作出诊断，同时参照手足口病重症病例的处置流程进行诊治、处理。以迟缓性麻痹为主要症状者应该与脊髓灰质炎鉴别。②重症手足口病可发生神经源性肺水肿，应与重症肺炎鉴别。前者咳嗽症状相对较轻，病情变化迅速，早期呼吸浅促，晚期呼吸困难，可出现白色、粉红色或血性泡沫痰，胸片可见肺水肿表现。③主要表现为循环障碍者，应与暴发性心肌炎、感染性休克等鉴别。

重症病例早期识别见"临床表现"部分。重症病例常表现为高热、惊厥、昏迷、迟缓性麻痹及心肺衰竭，可无手足口病的典型表现，需与中毒型菌痢、乙型脑炎、化脓性脑膜炎、结核性脑膜炎、Reye 综合征、急性呼吸窘迫综合征等疾病鉴别。

3. 散发或不典型病例的鉴别：本病在大规模流行时，诊断常不困难，散在发生或不典型时，须与下列疾病鉴别：①口蹄疫，由口蹄疫病毒引起，属于人畜共患病原体；主要侵犯牛、羊、猪等偶蹄目动物，也可累及人类，但是所引起的人类疾病症状较轻，预后较好；一般发生于畜牧区，主要通过接触病畜，经皮肤黏膜感染，成人牧民多见，四季均有；人口蹄疫的特征是口、咽、掌等部位出现大而清亮的水疱，疱疹易溃破，继发感染成脓疱，然后结痂、脱落，手足口病的手足疱疹不易溃破。一般情况下只有先出现兽疫，才有可能使人患病，常散在发生。②疱疹性口炎，由单纯疱疹病毒感染引起，多发于3岁以下，四季均可发病，以散发为主。典型临床表现为口腔黏膜任何部位可见数目较多的针头大小、壁薄透明的成簇小水疱，常累及齿龈，一般无皮疹，常伴颏下或颌下淋巴结肿痛。③水痘，由疱疹病毒引起，多发于5～9岁，多于冬、春季发病。典型表现为皮疹向心性分布，多见于躯干和头部，四肢较少；同时可见斑疹、丘疹、疱疹及痂疹等（"四代同堂现象"）多形性皮疹；皮疹痒，皮薄易破。④脓疱疮，多发生于夏秋季节，儿童多见。其传染性强，常在托儿所、幼儿园中引起流行；皮疹好发部位为颜面部、颈部、四肢等暴露部位；形态初起时为红斑、丘疹或水疱，迅速变成脓疱，疱壁薄易破，瘙痒；重症患者可伴有高热、淋巴结肿大或引起败血症；实验室检查示白细胞总数及中性粒细胞增高，脓液细菌培养为金黄色葡萄球菌或溶血性链球菌。

## 七、并发症和后遗症

手足口病患者并发症主要因病毒累及不同脏器而表现不一，常见的并发症包括呼吸系统并发症、循环系统并发症和神经系统并发症。三种并发症的表现详见"临床表现"部分。其中神经系统受累程度可分为三种神经综合征：无菌性脑膜炎、急性肌肉麻痹、脑干脑炎，其中以脑干脑炎最多见。脑干脑炎又分为三级：Ⅰ级表现为肌震颤、无力或两者均有；Ⅱ级表现为肌震颤及脑神经受累，导致20%的儿童留下后遗症；Ⅲ级迅速出现心肺功能衰竭，80%的儿童死亡，成活者都留下严重后遗症。

## 八、预后

患儿手足疱疹为自限性，一般发病3～4天后会自然消退，口腔溃疡发病后数周逐渐愈合，不会留下后遗症。病后可获得对同型病毒手足口病的免疫力，但非终身。危重病例大部分经积极抢救后心肺脑功能恢复正常，完全治愈，但少部分可能会留下后遗症，尤其是神经系统严重受累患者，还有部分患儿因心肺功能衰竭、重症脑炎、肺出血或出现其他并发症而死亡。

## 九、治疗

### （一）一般治疗

1. 注意消毒隔离避免交叉感染：首先应将患儿与健康儿隔离。轻症患儿应留在家中，直到体温正常、皮疹消退及水疱结痂。一般需隔离2周。符合留观指征患者，应立即将其转至县级以上医疗机构。符合住院指征患者，应立即将其转至指定医疗机构。患儿用过的玩具、餐具或其他用品应彻底消毒。一般常用含氯的消毒液浸泡及煮沸消毒，不宜蒸煮或浸泡的物品可置于日光下暴晒。患儿的粪便须经含氯的消毒剂消毒2小时后倾倒。

2. 休息及饮食：适当休息，患儿1周内应卧床休息，多饮温开水。患儿因发热、口腔疱疹，胃口较差，不愿进食，故饮食宜清淡、可口、易消化、含丰富维生素，口腔有糜烂时可以吃一些流质食物。食物温度不宜过高，食用过热的食物可以刺激破溃处引起疼痛，不利于溃疡愈合，禁食冰冷、辛辣、咸等刺激性食物。

3. 口咽部疱疹治疗：应保持口腔清洁，预防细菌继发感染。每次餐后应用温水漱口，口腔有糜烂时可涂金霉素、鱼肝油，以减轻疼痛，促使糜烂早日愈合。取西瓜霜、冰硼散、珠黄散等，选用一种吹敷口腔患处，2～3 次 / 天。

4. 手足皮肤疱疹治疗：患儿衣服、被褥要清洁，衣着应宽大、柔软，经常更换。床铺应平整干燥。同时注意看护患者，剪短患儿指甲，必要时包裹患儿双手，防止抓破皮疹，破溃而感染。冰硼散、金黄散、青黛散等，选用一种用蒸馏水稀释溶化后用消毒棉签蘸取涂患处，3～4 次 / 天。臀部有皮疹的婴儿，应随时清理患儿的大小便，保持臀部清洁干燥。疱疹破裂者，局部可涂擦 1% 甲胆紫或抗生素软膏。

### （二）对症治疗

1. 发热患者：小儿手足口病一般为低热或中度发热，无须特殊处理，可让患儿多饮水，如体温超过 38.5℃，可使用解热镇痛药。高热者给予头部冷敷和温水擦浴等物理降温。

2. 有咳嗽、咳痰者：给予镇咳、祛痰药。

3. 出现胃肠道症状者：如呕吐、腹泻，常伴有水、电解质的丢失，注意补液，纠正水电解质平衡、酸碱平衡的紊乱。

4. 预防与保护：注意对心、肝、肺、脑重要脏器的保护。

### （三）抗病毒药物治疗

手足口病有自愈倾向，且愈后不留痕迹，预后较好，治疗主要以对症治疗为主。临床上目前缺乏特异、高效的抗病毒药物，可酌情选用以下抗病毒药治疗。

1. 利巴韦林：广谱抗病毒药，小儿每日按体重 10～15mg/kg，分 4 次服用，疗程 5～7 天。静脉滴注：小儿每日按体重 10～15mg/kg，分 2 次给药，每次静滴 20 分钟以上，疗程为 3～7 天。

2. IFN-α：Aryya 等曾试用 IFN-α 治疗，早期应用可逆转病毒对神经系统的损伤。

3. 普拉康纳利：普拉康纳利主要通过与病毒的蛋白衣壳结合而干扰病毒对宿主细胞的吸附和脱壳，能对 90% 以上的肠道病毒血清型起作用。临床显示有减轻症状、缩短病程等效果。不良反应轻微，主要为恶心及腹痛，多可以耐受。该药是一种有应用前景的候选药，在美国已进入Ⅲ期临床试验。

### （四）重症病例的治疗

除上述治疗外，应根据重症病例脏器受累情况采取相应的对症治疗。

1. 神经系统受累治疗：①控制颅内高压，限制入量，给予甘露醇0.5～1.0克/（千克·次），每4～8小时/1次，20～30分钟静脉滴注，根据病情调整给药间隔时间及剂量，必要时加用呋塞米（速尿）。②静脉注射免疫球蛋白，总量2g/kg，分2～5天给予。③酌情应用糖皮质激素治疗，参考剂量，甲泼尼龙每日1～2mg/kg；氢化可的松每日3～5mg/kg；地塞米松每日0.2～0.5mg/kg，病情稳定后，尽早减量或停用。个别病例进展快、病情凶险，可考虑加大剂量，如在2～3天内给予甲泼尼龙每日10～20mg/kg（单次最大剂量≤1g）或地塞米松每日0.5～1.0mg/kg。④其他对症治疗如降温、镇静、止惊，必要时可应用促进脑细胞恢复的药物，如单唾液酸四己糖神经节苷脂20mg/d，静滴。并严密观察病情变化。

2. 呼吸、循环衰竭的治疗：①保持呼吸道通畅，吸氧。②确保2条静脉通道通畅，监测呼吸、心率、血压和血氧饱和度。呼吸功能障碍时，及时气管插管，使用正压机械通气，建议呼吸机初调参数：吸入氧浓度80%～100%，PIP（吸气峰压）20～30cmH$_2$O，PEEP（呼气末正压）4～8cmH$_2$O，频率20～40次/分，潮气量6～8mL/kg，根据血气分析、X线胸片结果随时调整呼吸机参数。③在维持血压稳定的情况下，限制液体入量（有条件者根据中心静脉压测定调整液量）。④头肩抬高15°～30°，保持中立位；留置胃管、导尿管。⑤药物应用，根据血压、循环的变化可选用米力农、多巴胺、多巴酚丁胺等药物；酌情应用利尿药物治疗。⑥保护重要脏器功能，维持内环境的稳定。⑦监测血糖变化，严重高血糖时可应用胰岛素。⑧抑制胃酸分泌，可应用西咪替丁、奥美拉唑等。⑨有效抗生素防治继发肺部细菌感染。

## 十、预防

手足口病传播途径多，婴幼儿和儿童普遍易感。做好儿童个人、家庭和托幼机构的卫生是预防本病感染的关键。同时，根据儿童生活环境中是否有手足口病发生，以及与手足口病发病患儿接触的密切程度，采取不同的预防措施。

无手足口病发生的区域个人预防包括勤洗手、喝开水、吃熟食；儿童避免到人群聚集、空气流通差的公共场所；注意儿童营养的合理搭配，让儿童休息好，适当晒晒太阳，增强自身的免疫力。家庭和托幼机构等环境要求居室保持良好的通风；儿童的衣被物品要勤洗晒；对公共玩具、餐具等物品进行清洗消毒。学校教师和家长平时要多注意观察儿童身体状况的变化，一旦发现儿童有发热、出疹等表现，应尽早带儿童到医院就诊，并积极配合医生的治疗。

# 第五节　流行性腮腺炎

流行性腮腺炎是由腮腺炎病毒引起的急性传染性全身性病毒血症。临床主要表现为发热、腮腺肿大、疼痛。

## 一、病因

1. 病原是腮腺炎病毒，属副黏病毒科，只有一个血清型。

2. 患者及隐性感染者为传染源，传播途径是直接接触和经呼吸道飞沫传播易感人群是未曾患过该病的任何人，以5～9岁。

3. 病毒在呼吸道黏膜上皮细胞中增生，然后进入血循环至腮腺及中枢系统引起腮腺炎及脑膜炎；病毒在此进一步繁殖则第二次侵入血循环，侵犯其他未受累的器官。

4. 腮腺导管的壁细胞肿胀，导管周围及腺体壁淋巴细胞浸润，间质水肿等，造成导管阻塞、扩张和淀粉酶潴留；睾丸、胰腺也可出现淋巴细胞浸润和水肿；脑和脑膜有神经细胞变性、坏死、炎性浸润和脱髓鞘改变。

## 二、诊断

### （一）病史

一年四季均可发病，以晚冬及早春多见。患儿多为学龄前儿童及学龄儿童，多数有流行性腮腺炎接触史，同班、同校等群居儿童多在短时间内先后发病。

### （二）临床表现

1. 腮腺肿大是首发体征，一般持续 7 ～ 10 日，可双侧同时肿大，可先从一侧再到另一侧，可同时颌下腺肿大，亦可单一颌下腺肿大而腮腺不肿大；腮腺肿大以耳垂为中心，向周围扩大，边界不清，有触痛，有弹性感，表面皮肤不红。张口、咀嚼，特别是吃酸性食物时，腮痛加重。

2. 在腮腺肿大前后或同时常伴中度发热，同时伴头痛、肌痛。

3. 腮腺管口红肿，咽及软腭可有肿胀，可有喉水肿发生；压迫淋巴管时，上胸部可有水肿。

4. 可并发脑炎、脑膜炎、睾丸炎、卵巢炎、胰腺炎、心肌炎及肾炎等。

### （三）辅助检查

1. 腮腺肿大，同时血清及尿淀粉酶可增高。

2. 用补体结合试验或 ELISA 法可检测出两种抗体，S 抗体可在早期检出；V 抗体可在发病后 1 个月检出。如临床难以诊断，S/V 比值增高，或恢复期 V 抗体滴度升高 4 倍，而 S 抗体滴度改变不大则可确诊。

3. 唾液、尿液、脑脊液、血中可以分离出腮腺炎病毒。

据发热、腮腺肿大及年龄特点即应高度怀疑本病；有流行病史、临床表现，即可以临床诊断；难以诊断者可行 V/S 抗体检查或病毒分离确诊。

### （四）鉴别诊断

1．化脓性腮腺炎：多为单侧腮腺肿大，挤压腮腺时腮腺管口有脓液流出，外周血白细胞及中性粒细胞明显增高。

2．其他病毒性腮腺炎：流感病毒、肠道病毒中的柯萨奇 A 病毒等均可引起腮腺炎，可根据病毒分离和血清学检查进行鉴别。

## 三、治疗

目前尚无针对腮腺炎病毒有效的药，以对症治疗为主。患者应注意休息，适当补充营养及水分，不进酸性食品；发热、头痛予以解热镇痛药；并发睾丸炎时，用睾丸托支持或局部冷敷；并发脑膜炎时，按病毒性脑炎处理。

## 四、预防

1．被动免疫：腮腺炎高价免疫球蛋白、丙种球蛋白，二者免疫效果不肯定。

2．主动免疫：儿童在出生后 14 个月常规接种减毒腮腺炎活疫苗或麻疹、风疹、腮腺炎三联疫苗。

3．发病患儿应隔离至腮腺肿胀完全消退，有接触史的易感患儿应检疫 3 周。

# 参考文献

[1] 朱玲玲，吴震. 儿科学 [M]. 北京：科学出版社，2015.

[2] 申昆玲，黄国英. 儿科学 [M]. 北京：人民卫生出版社，2016.

[3] 易著文，何庆南. 小儿临床肾脏病学 [M]. 北京：人民卫生出版社，2016.

[4] 陈忠英. 儿科疾病防治 [M]. 北京：第四军医大学出版社，2015.

[5] 毛定安，易著文. 儿科诊疗精粹 [M]. 北京：人民卫生出版社，2015.

[6] 江载芳，申昆玲，沈颖. 诸福棠实用儿科学 [M]. 北京：人民卫生出版社，2015.

[7] 马融. 中医儿科学高级教程 [M]. 北京：人民军医出版社，2015.

[8] 陈树宝. 小儿心脏病学前沿：新技术与新理论 [M]. 北京：科学出版社，2015.

[9] 赵祥文. 儿科急诊医学 [M]. 北京：人民卫生出版社，2015.

[10] 罗小平，刘铜林. 儿科疾病诊疗指南 [M]. 北京：科学出版社，2016.

[11] 中华医学会儿科学分会. 儿科心血管系统疾病诊疗规范 [M]. 北京：人民卫生出版社，2015.

[12] 李桂梅. 实用儿科内分泌与遗传代谢病 [M]. 济南：山东科学技术出版社，2015.

[13] 李德爱，陈志红，傅平. 儿科治疗药物的安全应用 [M]. 北京：人民卫生出版社，2015.

[14] 陈荣华，赵正言，刘湘云. 儿童保健学 [M]. 南京：江苏凤凰科学技术出版社，2017.

[15] 钱素云. 儿科专科医师规范化培训教材重症医学分册 [M]. 北京：人民卫生出版社，2018.

[16] 马路一. 儿科急危重症 [M]. 北京：中国协和医科大学出版社，2018.

[17] 马融. 中医儿科学 [M]. 4 版. 北京：中国中医药出版社，2018.

[18] 齐建光，闫辉，张欣. 儿科住院医师手册 [M]. 北京：北京大学医学出版社，2018.

[19] 赵正言，顾学范. 新生儿遗传代谢病筛查 [M]. 北京：人民卫生出版社，2015.